Einsatz von Zuckersubstituten im Kampf gegen Karies

Dokumentation eines Symposiums in Berlin
am 11. November 1985

Herausgegeben von
Rolf Großklaus und Günter Pahlke

D1664787

MMV Medizin Verlag München

CIP-Titelaufnahme der Deutschen Bibliothek

Einsatz von Zuckersubstituten im Kampf gegen Karies :
Dokumentation e. Symposiums in Berlin am 11. November 1985 /
[Max-von-Pettenkofer-Inst. d. Bundesgesundheitsamtes].
Hrsg. von Rolf Großklaus und Günter Pahlke. - München :
MMV, Medizin-Verl., 1988

(bga-Schriften ; [19]88,1)
ISBN 3-8208-1106-0

NE: Großklaus, Rolf [Hrsg.]; Max-von-Pettenkofer-Institut <Berlin, West> ;
Deutschland <Bundesrepublik> / Bundesgesundheitsamt: bga-Schriften

MvPI-Schriften, Schriftenreihe des Bundesgesundheitsamtes

Einsatz von Zuckersubstituten im Kampf gegen Karies
Herausgegeben von Rolf Großklaus und Günther Pahlke
Max-von-Pettenkofer-Institut des Bundesgesundheitsamtes

MMV Medizin Verlag GmbH München, 1988 (bga-Schriften 1/88)
86 Seiten, 17 Abbildungen, 9 Tabellen

© MMV Medizin Verlag GmbH München, 1988

Der MMV Medizin Verlag GmbH ist ein Unternehmen
der Verlagsgruppe Bertelsmann

Neumarkter Straße 18, 8000 München 80
Alle Rechte vorbehalten
Redaktion: Bundesgesundheitsamt, Pressestelle

Satz: Ludwig Austermeier Offsetdruck, Berlin
Druck: Gustav Markus GmbH, Buch- und Offsetdruck, München

ISSN 0932-2361
ISBN 3-8208-1106-0

Inhaltsverzeichnis

1 Zusammenfassung

Das Bundesgesundheitsamt in Berlin hat am 11. November 1985 ein wissenschaftliches Symposium zum Thema „Einsatz von Zuckeraustauschstoffen im Kampf gegen Karies" durchgeführt. Aufgabe der im Auftrag des Bundesministers für Jugend, Familie und Gesundheit durchgeführten Veranstaltung war es, sich mit dem Stellenwert von Zuckeraustauschstoffen in der normalen Ernährung und bei der Herstellung von Süßwaren, aber auch im Hinblick auf ihre mögliche Verwendung in Arzneimitteln zu befassen.

In der Bundesrepublik Deutschland sind z. Z. die Zuckeraustauschstoffe Sorbit, Mannit und Xylit zugelassen, allerdings nur für bestimmte Lebensmittel (z. B. Kaugummis, Karamellen, Diabetikerlebensmittel) und in begrenzten Mengen. In der Diskussion sind außerdem Neuentwicklungen.

Maßgebliche Wissenschaftler, einschließlich Zahn- und Kinderärzte aus der Schweiz und der Bundesrepublik Deutschland, diskutierten die Nutzen-Risiko-Abschätzung der Verwendung von Zuckeraustauschstoffen. Schwerpunktmäßig wurden auf dem BGA-Symposium die gesundheitliche Beurteilung der Zuckeraustauschstoffe, die Kariesentstehung und deren Verhütung sowie rechtliche Probleme bei der Zulassung von Zuckeraustauschstoffen erörtert.

Die heute verwendeten Zuckeraustauschstoffe gelten als gesundheitlich unbedenklich. Dabei wurde allerdings darauf hingewiesen, nach neuen Methoden zur Bewertung solcher Stoffe mit geringer Toxizität zu suchen.

Im Hinblick auf die Kariesentstehung wurde deutlich, daß Zuckeraustauschstoffe wesentlich günstiger zu bewerten sind als leicht lösliche und vergärbare Kohlenhydrate.

Es wurde herausgestellt, daß für die Kariogenität von Lebensmitteln die Verzehrsgewohnheiten entscheidend sind; deshalb sei es problematisch, zuckerhaltige Lebensmittel pauschal als kariogene Lebensmittel zu bezeichnen. Vielmehr müsse der häufige Verzehr von süßen Zwischenmahlzeiten als besonders kariesfördernd angesehen werden.

Dem unbestreitbaren Nutzen der Zuckeraustauschstoffe bei der Kariesbekämpfung stehe als Risiko aber ihre abführende Wirkung entgegen, die wiederum abhängig sei vom Erzeugnis, der Dosis, dem Körpergewicht und der Gewöhnung. Besonders kleine Kinder seien hier gefährdet.

Auch die Verwendung von künstlichen Süßstoffen zur Verstärkung der meist geringen Süßkraft der Zuckeraustauschstoffe erscheine bei der Zielgruppe Kinder noch problematisch. Da Kinder einen höheren Süßwarenverzehr als Erwachsene haben, müsse hier die Risiko-Nutzen-Abwägung besonders sorgfältig erfolgen.

Es bestand Übereinstimmung, daß die Zuckeraustauschstoffe nicht als eine einheitliche Gruppe bewertet werden können, so daß die Nutzen-Risiko-Abschätzung im Einzelfall erfolgen muß. Dabei sollten Stoffe, deren Toleranzgrenze beim Menschen besser zu veranschlagen sei, stärker in die Bekämpfung der Karies eingeführt werden.

Grundsätzlich dürfen Lebensmitteln keine Wirkungen beigelegt werden, die wissenschaftlich nicht hinreichend gesichert sind. Das gilt sowohl im Zusammenhang mit der Karies als auch einer möglichen energetischen Mindernutzung dieser Stoffe. Einer Zulassung von Zuckeraustauschstoffen unter dem Aspekt der Kariesvorbeugung stehen auch noch entsprechende Werbeverbote im deutschen Lebensmittelrecht entgegen.

Die Experten waren sich einig, daß Zahnkaries prinzipiell sowohl durch richtige Ernährung als auch durch Mundhygiene und zusätzliche Gabe von Fluorid bekämpft werden kann. Hierzu sollten Aufklärungsprogramme wesentlich verbessert und verstärkt durchgeführt werden.

1   Summary

On 11 November 1985, a scientific symposium was held by the Bundesgesundheitsamt in Berlin on the "Use of Sugar Substitutes in Caries Control". It had been the purpose of this meeting held on behalf of the Federal Minister for Youth, Family Affairs and Health to discuss the value of sugar substitutes in normal nutrition and in the manufacture of sweets, however also in view of their possible use in medicines.

Presently, the sugar substitutes, sorbitol, mannitol and xylitol have been approved for use in the Federal Republic of Germany. Such use, however, has been limited to specified foods (e. g. chewing gums, caramels, foods for diabetics) and quantities permitted for use. Also, new products are under discussion.

Influential scientists, among them dentists and pediatricians from Switzerland and the Federal Republic of Germany discussed the benefits versus the risks of a use of sugar substitutes. At the BGA-symposium, special emphasis was placed on the evaluation of the safety of sugar substitutes, the development of caries and legal problems arising with the approval of sugar substitutes.

The presently used sugar substitutes are not considered as being hazardous to health. Nevertheless, it was pointed out that there should be research into new methods for the evaluation of such substances of low toxicity.

With regard to the development of caries, it became clear that sugar substitutes were to be rated much more favourably than easily soluble and fermentable carbohydrates.

It was pointed out that food habits were decisive for the cariogenicity of foods; for this reason, it would be problematical to refer to sugar-containing foods on the whole as being cariogenic. Rather, a frequent consumption of sweet dishes between principal meals must be considered as particularly promoting a development of caries.

The uncontested benefits of sugar substitutes in caries control were said to be opposed by the risk involved in their laxative effects which in turn were depending on the respective product, its dosage, body weight and adaptation of the user. Children were referred to as running a special risk.

Also the use of artificial sweeteners to enhance the mostly low sweetness of sugar substitutes was stated to remain problematical for children as a target group. Since children would consume more sweets than adults, a particularly careful weighing of benefits against risks was necessary for them.

There was unanimity about the impossibility of evaluating sugar substitutes as a uniform group, so that benefit-risk estimations were to be made in each individual case. Substances whose tolerance limits for man were easier to rate should preferentially be introduced for purposes of caries control.

On principle, effects not adequately confirmed on scientific grounds must not be claimed for foods. This was true both with regard to caries and a possible reduced caloric utilization of these substances. An approval of sugar substitutes under the aspect of caries prevention was also opposed by corresponding bans on advertising under German foods legislation. The experts were unanimous on the principal possibility of controlling caries by proper nutrition as well as by oral hygiene and additional supply of fluoride. There should by essentially improved and intensified educational campaigns for this purpose.

2 Begrüßung durch den Präsidenten des Bundesgesundheitsamtes, Prof. Dr. D. Großklaus

Im Namen des Bundesgesundheitsamtes möchte ich Sie alle sehr herzlich begrüßen zu diesem ernährungsmedizinischen Symposium über den Einsatz von Zuckersubstituten im Kampf gegen Karies. Ich bin Ihnen sehr dankbar, daß Sie als Sachverständige wieder einmal Ihren Rat unserem Hause zur Verfügung stellen. Ich begrüße dabei die Herren Professoren der Universitätsinstitute, die von anderen Forschungseinrichtungen der Deutschen Forschungsgemeinschaft; ich begrüße auch Sachverständige der Wirtschaft, und ich begrüße natürlich auch unsere Herren Vertreter aus unserem Hause in Bonn, dem Bundesministerium für Jugend, Familie und Gesundheit, Herrn Gnauck und Herrn Drews. Ich hoffe, ich habe mit meiner Begrüßung den Bogen geschlagen über die Damen und Herren Sachverständigen.
Meine sehr verehrten Damen und Herren! In aller Munde ist Karies. Ich meine das im doppelten Sinne. Sie haben das schon zur Kenntnis genommen. Wir haben uns vor wenigen Wochen mit den Auswirkungen einer Fernsehsendung beschäftigen müssen, bei der es um den Einsatz des Fluores ging. Wir haben auf der anderen Seite neben den Diskussionen um eine Verbesserung der Mundhygiene, das ist im Wesentlichen ja ein Problem der Kinder in der Schule, schließlich die Fragen bei Karies zu diskutieren, ob man durch einen Eingriff in die Ernährung, hier insbesondere in den Zuckerhaushalt, insbesondere bei Schulkindern, Einfluß gegen die Karies nehmen kann. Nun, bei dieser Frage steht eben noch immer zur Diskussion eine Nutzen-Risiko-Bewertung aller Zuckersubstitute, die es in den letzten Jahren auch an neuen Entwicklungen gegeben hat, um sowohl freimütig in eine Aufklärungskampagne gehen zu können und möglicherweise andererseits auch die restriktive Behandlung solcher Zuckersubstitute im Lebensmittelrecht aufzuweichen. Sie, meine Damen und Herren, wollen uns helfen, sowohl zur Nutzen-Risiko-Bewertung als auch zur Einordnung in das aktuelle Lebensmittelrecht Stellung zu beziehen. Wir sind Ihnen sehr dankbar dafür und ich danke vor allem allen Vortragenden, die das Symposium erst zu dem machen wollen, für das wir Sie hierher gebeten haben. Ich möchte Ihnen noch einmal den Dank unseres Hauses sagen und nicht verhehlen, daß wir dem Ergebnis dieses Symposiums hohe Aufmerksamkeit zuteil werden lassen wollen.
Ich darf also damit das Symposium eröffnen, Ihnen nochmals Dank sagen und möchte jetzt Herrn Kollegen Hildebrandt das Wort geben, wie Sie mir im übrigen noch gestatten wollen, mich bei den Organisatoren zu bedanken. So ein Symposium im laufenden Galopp der täglichen Arbeit noch zu veranstalten, ist nicht so ganz leicht, obwohl wir inzwischen eingefahren sind. Dennoch einen ganz herzlichen Dank dem Herrn Institutsleiter, dem Herrn Abteilungsleiter Ernährungsmedizin und nicht zuletzt auch Herrn Rolf Großklaus mit den Mitarbeitern und Mitarbeiterinnen für ihre organisatorischen Vorleistungen.

2.1 Einführung durch den Leiter des Max von Pettenkofer-Institutes des Bundesgesundheitsamtes, Prof. Dr. A. G. Hildebrandt

Vielen Dank, Herr Präsident. Meine Damen und Herren, ich darf Sie hier im Max von Pettenkofer-Institut recht herzlich begrüßen. Das Pettenkofer-Institut ist Ihnen wahrscheinlich etwas weniger bekannt als das Arzneimittelinstitut, obwohl es das Ältere von beiden ist. Gegenwärtig sind wir aber in den Mittelpunkt gerückt mit einem Spektrum, das sehr weit ist. Zwischen Haarspray und Frostschutzmittel findet bei uns auch der Zuckeraustauschstoff seinen Platz. Dieses Institut dient der Beratung des Ministeriums und der Behörden in Sachen Chemikaliengesetz, in Sachen Lebensmittel und Bedarfsgegenstände und Pflanzenschutz- und Holzschutzmittel. Wegen des sehr breiten Spektrums sind wir gezwungen, uns sachkundig zu machen in den verschiedensten Gebieten des Verbraucherschutzes. Wir sind darauf angewiesen, daß wir zu diesem wichtigen Thema Zuckeraustauschstoffe ausführlich informiert werden, um eine Meinung abgeben zu können zu den Fragen, die uns gestellt worden sind.
Wir sind um eine Meinung gebeten worden zu dem Thema „Einsatz von Zuckersubstituten im Kampf gegen Karies", mit der unterschwelligen Vorstellung, die auch von Verbraucherkreisen geteilt wird, daß Zucker ein Schadstoff sein könnte. Besonders gefragt sind folgende Punkte, die heute Gegenstand unseres Gespräches sein sollten und mittels einer gemeinsamen Nutzen-Kosten-Überlegung oder Risk-Benefit-Überlegung beantwortet werden sollten. Das Ministerium fragt uns, wie der Zusatz von Zuckeraustauschstoffen in Süßigkeiten in gesundheitlicher Hinsicht außer Karies zu beurteilen ist. Der besonderen Frage der gesundheitlichen Bewertung außerhalb von Karies wird besonders im ersten Teil dieses Gespräches Rechnung getragen werden.
Die zweite Frage zielt auf das Vorkommen von Zuckeraustauschstoffen in Arzneimitteln und in Lebensmitteln, verbunden mit der Frage, inwieweit der Ersatz von Zucker durch Zuckeraustauschstoffe hier tatsächlich problemlos sei.
Die dritte Frage gilt dann der tatsächlich antikariogenen Wirkung: kann die Verwendung von Zuckeraustauschstoffen bei Süßigkeiten und Arzneimitteln einen wesentlichen Beitrag zur Verhinderung der

Karies leisten. Damit ist der Rahmen gesteckt, und wir haben versucht – und dafür bin ich Herrn Dr. Rolf Großklaus besonders dankbar, daß er es geschafft hat –, relevante Themen hier anzusprechen und entsprechende Experten hier auch einzuladen.

Im ersten Teil der gesundheitlichen Beurteilung von Zuckeraustauschstoffen werden wir uns also der Beantwortung der ersten Frage weitgehend widmen können. Im zweiten Teil kommen dann Karies und Zuckeraustauschstoffe und im dritten Teil Karies und Gesundheitspolitik, dort wo es im Bereich der möglichen Maßnahmen geht. Ich glaube, daß wir ein sehr interessantes Programm haben werden.

3.   Zuckersubstitute, Stand der toxikologischen Prüfung

G. Zbinden

1.   Teststrategien

Wegen ihrer weltweiten Verbreitung und der zeitlich unbeschränkten Aufnahme durch die Bevölkerung müssen Lebensmittelzusätze besonders strengen Sicherheitsanforderungen genügen. Sie werden deshalb seit vielen Jahren einer rigorosen toxikologischen Prüfung unterzogen. Die experimentellen Testmethoden wurden bereits 1958 durch das Joint FAO/WHO Expert Committee on Food Additives (JECFA) festgelegt (WHO 1958). Diese Richtlinien sind in den Jahren 1967 durch eine internationale Expertengruppe (WHO 1967) und 1974 durch das JECFA (WHO 1974) bestätigt und erweitert worden. Obwohl die toxikologischen Testverfahren für synthetische Lebensmittelzusätze wie Farbstoffe, künstliche Süßstoffe und Antioxidantien entwickelt wurden, hat man sie schon bald auch für andere in Nahrungsmitteln vorkommende Substanzen eingesetzt. Diese Verallgemeinerung der Prüfstrategie ergibt sich aus einem 1978 publizierten Dokument „Proposed System for Food Safety Assessment" einer Expertengruppe des Food Safety Councils, in welchem folgende programmatische Erklärung zu lesen ist:
„Presented in this report is a system of estimating the risk offered by the ingestion of any component of food. It is applicable whether the substance is a normal ingredient, an additive, an environmental contaminant, a natural toxicant, a pesticide, a packaging constituent which transfers to food, or any other substance which is likely to be found in food."
Da sich auch die Gesundheitsbehörden diese Denkweise zu eigen machten, ist es verständlich, daß man toxikologische Untersuchungen nicht nur mit hochgiftigen Kontaminantien wie Aflatoxine und Pestizide verlangte, sondern gleichartige Anforderungen auch an natürliche oder „naturähnliche" Stoffe stellte. Dazu gehörten modifizierte Stärken, Verdickungsmittel pflanzlicher Herkunft, Enzyme, so wie die Gruppe der Zuckersubstitute oder -austauschstoffe. Da es sich bei diesen Verbindungen um pharmakologisch weitgehend inerte Stoffe handelt, war eine wichtige grundsätzliche Forderung toxikologischer Testmethoden, nämlich der Einbezug einer Dosisgruppe, bei der signifikante toxische Wirkungen auftreten, kaum zu erfüllen. Das JECFA hat dieses Problem schon im Jahre 1958 erkannt und festgelegt, daß bei toxikologischen Prüfungen pharmakologisch inerter Verbindungen Futterzusätze von 10 % nicht überschritten werden sollen (WHO, 1958). In den folgenden Abschnitten wird dargestellt, daß die Industrie diesem Ratschlag oft nicht gefolgt ist und toxikologische Untersuchungen mit exzessiv hohen Dosen durchgeführt hat. Daß dadurch die Sicherheit der Konsumenten in keiner Weise verbessert, dafür aber durch experimentelle Artefakte Verwirrung gestiftet wird, hätte eigentlich vorausgesagt werden können.

2.   Umfang der toxikologischen Studien

Nachdem Sorbit bereits in den frühen sechziger Jahren von den Gesundheitsbehörden zum Verkauf zugelassen wurde, sind in letzter Zeit weitere Zuckeraustauschstoffe eingeführt worden. Dazu gehören Xylit, Palatinit, Malbit und Polydextrose. Die ausgedehnten toxikologischen Studien, die mit diesen Stoffen durchgeführt wurden, sind in Tabelle 1 zusammengestellt. Da die Ergebnisse dieser Untersuchungen nur in Ausnahmefällen in der wissenschaftlichen Literatur publiziert werden, ist man auf die Zusammenfassungen in den WHO Food Additives Series so wie auf persönliche Mitteilungen der Herstellerfirmen angewiesen. Die in Tabelle 1 enthaltenen Daten machen deshalb keinen Anspruch auf Vollständigkeit.
Die Betrachtung der toxikologischen Ergebnisse zeigt, daß sich die Versuchsanlage der Sicherheitsprüfungen nicht von den Testprogrammen unterscheidet, die mit Arzneimitteln, Pestiziden und Umweltkontaminantien durchgeführt werden. Wie bereits erwähnt, sind jedoch Versuche mit exzessiv hohen Dosen bei dieser Stoffklasse besonders häufig. So steht beispielsweise eine akute Toxizitätsstudie mit Polydextrose mit Höchstdosen an Nagetieren von fast 50 g/kg zu Buche. Bei subchronischen und chronischen Toxizitätsexperimenten mit der gleichen Substanz an Hunden wurden Dosen bis zu 50 % des Trockengewichts des Futters (ca. 23 g/kg Körpergewicht) gegeben (IPCS, 1980). Die Kanzerogenesestudie mit Xylit und Sorbit an Ratten und Mäusen schloß Futterzusätze bis 20 % ein (WHO, 1977), und die subchronische Toxizitätsstudie an Nagern mit Palatinit verwendete Diäten, in denen die Testsubstanz bis zu 30 % enthalten war (1).
Wie mit anderen Lebensmittelzusätzen wurden die kurzfristigen Studien zur Reproduktionstoxikologie durch Multigenerationsexperimente ergänzt, wobei ebenfalls Diätzusätze bis 20 % verwendet wurden. Auch eine umfangreiche Batterie von in vitro und in vivo Mutagenesetests hat man von der klassischen genetischen Toxikologie übernommen.

Toxikologische Studien mit Zuckeraustauschstoffen

Test	Xylit	Palatinit	Malbit	Polydextrose
Akute Toxizität Nager Po (IV)	26000	(2500)	24000	47000
Subchronische Tox Nager Po Hund Po Affe Po	20 %, 20000 20 % 5000	30 % 20 %	10 %	10000 50 % TG 10000
Chronische Toxizität Nager Po Hund Po	20 %	10 % 10 %	10 %	50 % TG
Reproduktionstoxizität Teratogenese Nager Kaninchen Peri-Postnat. Nager 3-Generationentest	20 % 20 %	10 % 10 % 10 %	5000 10 %	4000 [1] 12000 [1] 4000 [1] 10 %
Kanzerogenese, Maus Ratte	20 % 20 %	10 % 10 %	10 % 10 %	10 % 10 %
Mutagenese in vitro Mikroorganismen Säugerzellen	+ +	+	+ +	+ +
Mutagenese in vivo Dominant Letaltest Klastogener Effekt Host-Mediated Assay	 + +		 +	+ + +

Die Zahlen bedeuten maximale Dosen in Mg/kg oder Prozent Futterzusatz (%). TG = berechnet auf Trockengewicht des Futters
[1] Milligramm pro Tier und Tag

Tabelle 1

3. Toxikologische Zielsetzungen

Bevor man Tierversuche über Verträglichkeit durchführt, sollte man sich über die praktischen Probleme und die möglichen Zielorgane der untersuchten Stoffgruppen Gedanken machen. Bei den Zuckeraustauschstoffen sind in erster Linie folgende Gesichtspunkte zu beachten:
- Toxizität „per se" im Gastrointestinaltrakt und im Gesamtorganismus
- Störungen im Kohlenhydratstoffwechsel
- Störungen im Stoffwechsel anderer Nährstoffe, der Elektrolyte und der Hormone
  Einfluss auf Verdauungsenzyme und intestinale mikrobielle Flora

3.1 Toxizität „per se"

Wie nicht anders vorauszusehen war, erwiesen sich die Zuckeraustauschstoffe als sehr wenig toxisch. Selbst in großen Dosen führten sie nicht zu lokalen Schädigungen des Gastrointestinaltrakts. Die einzigen, auch für den Menschen relevanten, unerwünschten Symptome sind Flatulenz und Durchfälle bei Einnahme großer Dosen. Über den Mechanismus dieser Wirkung wird R. Großklaus in einer besonderen Mitteilung an diesem Symposium berichten.

Bei chronischer Verabreichung der Zuckeraustauschstoffe an Ratten kommt es mit großen Dosen regelmäßig zu starker Vergrößerung des Caecums. Die gleiche Veränderung wurde auch mit vielen anderen Stoffen, z. B. chemisch modifizierte Stärken, Glukosesirup, Polyethylenglykol und Magnesiumsulfat beobachtet. Man ist heute der Ansicht, daß es sich um eine Adaptation des Caecums an eine übermäßige Ansammlung osmotisch aktiver, nicht absorbierter Testsubstanz und ihrer mikrobiellen Abbauprodukte handelt (Leegwater et al. 1974). Aus diesem Grund wird dem Befund keine toxikologisch relevante Bedeutung beigemessen.
Systematische toxische Wirkungen sind mit den heute verwendeten Zuckeraustauschstoffen nicht beobachtet worden. Auch die umfangreichen Studien zur Reproduktionstoxikologie haben, abgesehen von einigen Störungen bedingt durch maternale unspezifische Toxizität (Durchfall, Fehlernährung), keine Hinweise auf embryotoxische und teratogene Eigenschaften ergeben. Als typisches Beispiel seien hier die mit Palatinit durchgeführten Teratogenesestudien an Ratten erwähnt. Bei Fütterung von 5 und 10 % des Süßstoffes an trächtige Rattenmütter wurde bei den Foeten eine Verminderung des Gewichts und eine Retardierung der Skelettentwicklung beobachtet. In ausgedehnten Studien konnte aber gezeigt werden, daß diese Wirkung infolge einer Fehl- und Unterernährung der Mütter zustande kam. Bei einem Ratten-

stamm (Mura: WIST SPF 67 Han), bei dem Nahrungsaufnahme und Gewichtszunahme der Muttertiere unbeeinflußt waren, traten auch keine embryotoxischen Schädigungen auf (Schlüter, 1983). Ein relevantes Embryotoxizitätsrisiko für den Menschen konnte damit ausgeschlossen werden.

Auch die Fertilität der Versuchstiere wurde durch alle bisher geprüften Zuckeraustauschstoffe nicht nachteilig beeinflußt. In vitro-Experimente zur mutagenen Wirkung waren, erwartungsgemäß, durchwegs negativ.

3.2 Störungen des Kohlenhydratstoffwechsels

Da Zuckeraustauschstoffe und ihre im Darm entstandenen Abbauprodukte wenigstens zum Teil absorbiert werden und als Substrate für den oxidativen Stoffwechsel zur Verfügung stehen, muß man sich über allfällige Störungen des Kohlenhydratstoffwechsels Gedanken machen. Dabei ist aber zu unterscheiden zwischen experimentell erzeugten und vorwiegend durch Überdosierung bedingten metabolischen Veränderungen bei Laboratoriumstieren und Störungen des Zuckerstoffwechsels, welche bei gesunden und diabetischen Menschen vorkommen könnten. Die ersteren sind von untergeordneter Bedeutung, weshalb man heute bei der Entwicklung von Zuckeraustauschstoffen das Schwergewicht auf klinische Beobachtungen legt. Die dazu notwendigen Untersuchungen sind in Tabelle 2 zusammengefaßt.

Zuckeraustauschstoffe

Untersuchungen des Kohlenhydratstoffwechsels
Glukose- und Insulinspiegel im Blut bei Gesunden und Diabetikern
Einfluß auf Insulinverbrauch und C-Peptid bei Diabetikern
Spaltung durch Darmwand-Glukosidasen
Kalorische Nutzung, $^{14}CO_2$ Bestimmung in Ausatmungsluft
Einfluß auf Blutlipide und freie Fettsäuren im Blut

Tabelle 2

Für gewisse metabolische Untersuchungen sind jedoch Tierversuche unerläßlich. Aus tierexperimentellen und klinischen Untersuchungen ist beispielsweise bekannt, daß die Energiekonversion von Maltitol geringer ist als diejenige von Saccharose. Zudem weiß man, daß ein Teil der Energie aus volatilen Fettsäuren stammt, die im Dickdarm durch mikrobielle Fermentation entstehen (Rennhard und Bianchine, 1976). Man muß sich deshalb fragen, ob diese Umstellungen im Stoffwechsel der Kohlenhydrate auch den Umsatz anderer Nährstoffe, z. B. der Lipide, beeinflussen. Um diese Frage zu beantworten, sind analytische Untersuchungen nicht nur des Blutes, sondern auch der Gewebe notwendig. Bei Maltitol-behandelten Ratten wurde deshalb die Verteilung der freien Fettsäuren in den Gesamtlipiden und Phospholipiden des Serums, des Fettgewebes und der Leber bestimmt. Es fanden sich keine signifikanten Veränderungen (Maranesi et al. 1984).

Besonders ausgedehnte metabolische Untersuchungen sind mit Xylit durchgeführt worden (WHO, 1977). Bei intravenöser Infusion großer Dosen kommt es bei Menschen und Versuchstieren zu einem Abfall des hepatischen ATP, zu einem Anstieg der Harnsäure im Serum und gelegentlich zu Störungen der Leberfunktion und Präzipitation von Kalziumoxalat in der Niere (Sestoft und Gammeltoft, 1976). Die gleichen Veränderungen wurden auch bei intravenöser Infusion von Fruktose und Sorbit beobachtet. Sie stellen extreme Adaptationserscheinungen an experimentell induzierte Störungen des Kohlenhydratstoffwechsels dar. Ihr Mechanismus ist weitgehend aufgeklärt (Bode et al. 1973, Bässler, 1977, Sestoft, 1978). Bei oraler Verabreichung tolerierter Dosen (bis 430 g Xylit pro Tag) während 2 Jahren wurden keine derartigen Störungen der Leberfunktion festgestellt (Mäkinen, 1976).

Bei dieser Gelegenheit sei noch darauf hingewiesen, daß eine genaue Kenntnis des Abbaus der Zuckeraustauschstoffe im Magen-Darmtrakt, des Orts und des Ausmaßes der enteralen Absorption so wie des Metabolismus und der Ausscheidung der Abbauprodukte von großer Bedeutung ist. Bei Vorliegen derartiger Kenntnisse aus Untersuchungen an Tieren und besonders auch an Menschen könnte meines Erachtens auf einen Großteil der konventionellen Toxizitätsstudien an Laboratoriumstieren verzichtet werden.

3.3 Andere metabolische Störungen

Bei langdauernder Verabreichung großer Dosen von Zuckeraustauschstoffen kann es bei Laboratoriumstieren zu Fehlernährung und Abweichungen im homöostatischen Gleichgewicht wichtiger Substrate, Elektrolyte und Wirkstoffe kommen. Derartige Umstellungen im intermediären Stoffwechsel führen zu Adaptationsvorgängen, gelegentlich sogar zu schweren Organschädigungen. Drei Beispiele, welche die Toxikologen und Gesundheitsbehörden in den letzten Jahren beschäftigten, seien kurz erwähnt.

3.3.1 Hyperkalzaemie und Nephrokalzinose

Die chronische Verabreichung von Polydextrose in Dosen bis zu 50 % des Trockengewichts des Futters führte bei Hunden zu dosisabhängiger Störung der Nierenfunktion und Hyperkalzämie. Bei der Sektion zeigten die Nieren keilförmige Schrumpfungsherde und interstitielle Fibrose mit fokaler Erweiterung der Tubuli (1).

Diese Nierenschädigung konnte durch eine komplexe Veränderung im Elektrolytgleichgewicht erklärt werden. Zur Hyperkalzämie hat die mit radioaktivem Kalzium nachgewiesene Vermehrung der enteralen Kalziumabsorption beigetragen. Gleichzeitig bestanden aber häufig Durchfälle, die zu einer Verminderung des Blutvolumens führten. Bei der Entstehung der Durchfälle spielte übrigens auch der recht hohe Kaliumgehalt der Polydextrose Typ N eine wesentliche Rolle.

Um eine gefährliche Herabsetzung des extrazellulären Flüssigkeitsvolumens zu vermeiden, kam es bei den Polydextrose-behandelten Hunden zu verstärkter Reabsorption von Natriumionen, nachgewiesen durch ein fast völliges Verschwinden des Natriums aus dem Urin. Mit dem Natrium wird aber auch das Kalzium vermehrt rückresorbiert, womit die bereits bestehende Hyperkalzämie verstärkt wurde (IPCS, 1980). Die Nephrosklerose ist eine obligatorische Folge der Hyperkalzämie. Sie tritt auch bei parenteraler Kalziumüberbelastung, Überdosierung mit Vitamin D und Parathormon auf.

Klinische Untersuchungen zeigten, daß die Verabreichung von Polydextrose in tolerierten Dosen (bis 50 g/Tag) beim Menschen keine Vermehrung der Kalziumabsorption aus dem Darm zur Folge hat (IPCS, 1980). Da Polydextrose-induzierte chronische Durchfälle bei Menschen nicht zu erwarten sind, ist das Risiko, eine Hyperkalzämie mit Nephrosklerose zu entwickeln, unerheblich.

3.3.2 Schleimhauthyperplasie und Tumoren der Harnblase

Bei der Kanzerogenesestudie mit Xylit an Mäusen kam es bei den männlichen Tieren mit Diätzusätzen von 10 und 20 % gehäuft zu Schleimhauthyperplasien der Harnblase. Bei einem Teil der Tiere wurden auch Plattenepithelmetaplasien und Karzinome beobachtet. Wie aus Tabelle 3 hervorgeht, fanden sich bei diesen Tieren sehr häufig Blasenkonkremente. Bei den weiblichen Mäusen und den mit 2 % Xylit behandelten Männchen fanden sich weder Blasenkonkremente noch proliferative und neoplastische Schleimhautveränderungen. Es besteht somit kein Zweifel, daß die Blasenkonkremente, welche zu einer chronischen Reizung der Schleimhaut führten, zu den pathologischen Veränderungen Anlaß gaben (1). Hyperplasien und Neoplasien der Blasenschleimhaut lassen sich durch Implantation von Fremdkörpern, z. B. Cholesterinkügelchen, bei Nagetieren leicht erzeugen.

Die qualitative chemische Analyse der Blasenkonkremente ergab, daß sie Karbonat, Magnesium, Phosphat, Harnsäure, Zystin und Oxalat enthielten. Man kann daraus nicht auf eine spezifische Störung des Stoffwechsels schließen. Bei Freiwilligen kam es auch bei langdauernder Aufnahme von Xylit in Dosen bis zu 430 g pro Tag nicht zu einer Konkrementbildung im Urin und zur Erhöhung des Serumkalziums und -phosphats (Mäkinen, 1976). Die Harnsäureausscheidung im Urin war bei Xylit-behandelten Kindern (30 g/Tag) unverändert (Förster et al. 1977). Es besteht somit keine Gefahr, daß bei Verwendung dieses Zuckeraustauschstoffes beim Menschen Nieren-und Blasensteine entstehen könnten.

Kanzerogenesestudie an Mäusen mit Xylit, 102–106 Wochen

Veränderungen der Harnblase (In Prozent der untersuchten Tiere. n = 65–87)								
Futterzusatz	0 %		2 %		10 %		20 %	
Geschlecht	M	W	M	W	M	W	M	W
Blasensteine	2.6	1.5	2.5	3	69.4	12	81.4	5.7
Hyperplasie	15.6	9.2	12.3	1.5	57.6	10.7	51.2	4.3
Metaplasie	0	0	0	0	3.5	0	10.5	0
Neoplasien	0	0	0	0	10.6	0	12.8	0

Tabelle 3 (1)

Kanzerogenesestudie mit Xylit und Sorbit an Ratten, 101–107 Wochen

Veränderungen der Nebennieren (In Prozent der untersuchten Tiere. n = 57–65)											
Substanz	-					Xylit					Sorbit
Futterzusatz	0 %		2 %		5 %		10 %		20 %		20 %	
Geschlecht	M	W	M	W	M	W	M	W	M	W	M	W
Hyperplasie	8.3	1.6	10	1.6	14	13	19	11	26	17	24	13
Phäochromozytom	5	1.6	1.7	1.6	1.7	3.3	3.2	1.6	13	6.2	4.8	4.7

Unterstrichen: Statistisch signifikanter Unterschied im Vergleich zu Kontrollen. p kleiner als 0.05.

Tabelle 4 (1)

3.3.3 Nebennierenmarkshyperplasie und Phäochromozytome

Die Kanzerogenesestudie an Ratten mit Xylit ergab eine Zunahme der Hyperplasien des Nebennierenmarks sowohl bei männlichen wie bei weiblichen Tieren, mit Futterzusätzen von 5, 10 und 20 %, nicht aber bei 2 %. Bei den gleichzeitig mitgeführten Ratten, die 20 % Sorbit im Futter erhielten, war dieselbe Veränderung nachweisbar. Wie aus Tabelle 4 ersichtlich, kam es auch zu einer leichten Zunahme der Phäochromozytome, welche jedoch nur bei den mit 20 % Xylit behandelten Männchen statistisch signifikant war (1).

Durch kombinierte morphometrische und biochemische Untersuchungen konnte festgestellt werden, daß bei Fütterung von Ratten mit 20 % Xylit das totale Volumen der chromaffinen Zellen schon nach einigen Wochen zunahm und daß dabei die Zellen hypertrophisch wurden. In der Frühphase der Behandlung kam es auch zur Aktivierung der Dopamin-beta-hydroxylase und Hemmung der Tyrosinhydroxylase. Fütterung von Xylit war auch von Hypoglykämie begleitet.

Aufgrund dieser Untersuchungen wurde folgender Mechanismus der Nebennierenmarkshyperplasie postuliert: Xylit führt, wie in der Literatur mehrfach nachgewiesen wurde, zu einer erhöhten Insulinfreisetzung und Hypoglykämie. Dies bewirkt eine Freisetzung von Katecholaminen aus dem Nebennierenmark, begleitet von einer Steigerung der Aktivität der Dopamin-beta-Hydroxylase. Da gleichzeitig eine, wenn auch leichte Hemmung der Tyrosinhydroxylase besteht, muß es zu einer adaptiven Hypertrophie und Hyperplasie der chromaffinen Zellen kommen, damit genügend Katecholamine bereitgestellt werden können (Boelsterli und Zbinden, 1985). Selbstverständlich kommen auch andere Mechanismen in Frage. Sie werden in der zitierten Arbeit eingehend gewürdigt.

Nebennierenmarkshyperplasien werden bei chronischen Rattenversuchen bei verschiedenen medikamentösen und diätetischen Streßsituationen häufig beobachtet (Boelsterli et al. 1984). Ein relevantes Risiko für den Menschen ist aus derartigen Befunden nicht abzuleiten.

3.4 Einfluß auf Verdauungsenzyme und intestinale, mikrobielle Flora

Der Verdauungstrakt des Menschen ist von mehreren hundert verschiedenen Arten von Mikroorganismen besiedelt, von denen wenigstens ein Teil auch eine für den Wirt wichtige Funktion erfüllt. Die Beeinflussung dieser Flora durch Zuckeraustauschstoffe, die z. T. in die distalen Abschnitte des Magen-Darmtraktes gelangen, muß deshalb beachtet werden. Gleichzeitig kann es auch zu mikrobieller Vergärung der Zuckeraustauschstoffe kommen, wobei potentiell toxische Metabolite wie Bakterientoxine und biogene Amine gebildet werden können.

Zuckeraustauschstoffe können auch die Wirkung von Verdauungsenzymen beeinflussen, was u. U. zu Verdauungsstörungen und Malabsorption führen könnte. Aus diesem Grund wird verlangt, durch in vitro-Versuche die Einflüsse auf enzymatische Verdauungsvorgänge zu studieren und die Beeinflussung der mikrobiellen Darmflora zu prüfen. Da es sich bei diesen, übrigens sehr komplexen und schwierigen Untersuchungen nicht um eine Aufgabe handelt, die in den Kompetenzbereich des Toxikologen fallen, seien sie hier nur der Vollständigkeit halber erwähnt. Selbstverständlich sind auch für diese Problemkreise klinische Untersuchungen am Menschen von besonderem Wert. Mit Polydextrose wurde beispielsweise gefunden, daß Dosen bis 50 g/Tag, während mehreren Wochen verabreicht, keine Störungen der Nahrungsverwertung und keine Zeichen eines Malabsorptionssyndroms erzeugten (IPCS, 1980).

Danksagung

Der Autor dankt folgenden Firmen für die Gelegenheit, toxikologische Originaldaten einzusehen und zu zitieren:
EniCHem Sintesi spa, Milano; Bayer AG, Wuppertal; F. Hoffmann-La Roche & Co, A.G., Basel und Pfizer Central Research, Groton, Conn. Die auf persönlichen Mitteilungen beruhenden Angaben wurden mit (1) gekennzeichnet.

Referenzen

Bässler, K. H. (1977) Biochemie und Stoffwechsel von Zuckeraustauschstoffen. Dtsch. zahnärztl. Z. Supplement I, S. 25–31.

Bode, J. C., Zelder, O., Rumpelt, J. J. and Wittkamp, U. (1973) Depletion of liver adenine phosphates and metabolic effects of intravenous infusion of fructose or sorbitol in man and in the rat. Europ. J. clin. Invest. 3, 436–441.

Boelsterli, U. A. and Zbingen, G. (1985) Early biochemical and morphological changes in the rat adrenal medulla induced by xylitol. Arch. Toxicol. 57, 25–30.

Boelsterli, U. A., Cruz-Orive, L. M., and Zbingen, G. (1984) Morphometric and biochemical analysis of adrenal medullary hyperplasia induced by nicotione in rats. Arch. Toxicol. 56, 113–116.

Food Safety Council (1978) Proposed system for food safety assessment. Report of the Scientific Committee. Food Safety Council, Columbia MD.

Förster, H., Boecker, S. und Walther, A. (1977) Verwendung von Xylit als Zucker-Austauschstoff bei diabetischen Kindern. Fortschr. Med. 95, 99–102.

IPCS (1980) International Programme on Chemical Safety. Toxicological evaluation of certain food additives. WHO Food Additives Series 16, 144–161.

Leegwater, D. C., De Groot, A. P. and Van Kalmouth-Kuyper, M. (1974) The Aetiology of caecal enlargement in the rat. Fd. Cosmet. Toxicol. 12, 687–697.

Mäkinen, K. K. (1976) Long-term tolerance of healthy subjects to high amounts of xylitol and fructose. General and biochemical findings. Int. J. Vitamin Ernährungsforsch. Suppl. 10, 92–104.

Maranesi, M., Barzanti, V., and Carenini, G. (1984) Nutritional studies on maltitol. Part 2: Effect on lipid metabolism and fatty acid composition of different rat tissues. Acta Vitaminol. Enzymol. 6, 1–15.

Rennhard, H. H. and Bianchine, J. R. (1976) Metabolism and caloric utilization of orally administered maltitol-^{14}C in rat, dog, and men. J. Agric. Food Chem. 24, 287–297.

Schlüter, G. (1983) Palatinit, Emryotoxizitätsuntersuchungen an Ratten und Kaninchen. Bayer Institut für Toxikologie, Wuppertal-Eberfeld, 25. August 1983.

Sestoft, L. (1978) Effects of rapidly phosphorylated substrates fructose, sorbitol, xylitol (Glycerol): toxic or metabolic. Arch. Toxicol. Suppl. 1, 151–155, 1978.

Sestoft, L., and Gammeltoft, A. (1976) The effect of intravenous xylitol on the concentration of adenine nucleotides in human liver. Biochem. Pharmacol. 25, 2619–2621.

WHO (1977) Summary of toxicological data of certain food additives. WHO Food Additive Series, 12, 124–147.

WHO (1974) Toxicological Evaluation of certain food additives with a review of general principles and of specifications. 17th Report of the Joint FAO/WHO Expert Committee on Food Additives. Wld. Hlth. Org. techn. Rep. Ser. 539.

WHO (1967) Procedures for investigating intentional and unintentional food additives. Report of a WHO Scientific Group. Wld. Hlth. Org. techn. Rep. Ser. 348.

WHO (1958) Procedures for the testing of intentional food additives to establish their safety for use. 2nd Report of the Joint FAO/WHO Expert Committee on Food Additives. Wrld. Hlth. Org. techn. Rep. Ser. 144.

3.1 Diskussion zum Vortrag von Herrn Zbinden:

Bäßler, Mainz:

Ihr Mechanismus für die Entstehung der Phaeochromozytome hat mich sehr interessiert, weil entscheidende Speziesunterschiede in die Prüfung mit eingehen müssen. Beim Menschen verwendet man Xylit in der postoperativen Phase intravenös gerade um die Insulinsekretion nicht in Gang zu setzen. Bei der Verabreichung bis 0,15 Gramm pro Kilogramm und Stunde führt eine Xylitinfusion zu keiner Insulinstimulierung im Gegensatz zur Glukose. Das will man in dieser Phase aus ganz bestimmten Gründen. Es zeigt jetzt wieder, wie unterschiedlich verschiedene Spezies ansprechen und wie sinnlos oft ein solcher Befund werden kann, wenn er nicht auf den Menschen übertragbar ist.

Großklaus, Berlin:

Es gibt vielleicht noch eine weitere Erklärung zum möglichen Mechanismus der Nebennierenmarkshyperplasie. Bei Ratten hat man gefunden, daß es durch sehr hohe Dosen von Zuckeraustauschstoffen zu einer dauernden intestinalen Wassersekretion kommt. Dabei hat man in der Darmmukosa gemessen, daß dort die Noradrenalinausschüttung in den Zellen höher ist, so daß also kompensatorisch mehr Katecholamine bei der Rückresorption von Wasser verbraucht werden. Diese Hypothese würde demnach für eine adaptive Hypertrophie des Nebennierenmarks auf die chronisch osmotische Belastung des Intestinaltraktes sprechen.

Siebert, Würzburg:

Es ist ein typisches Ereignis für jede normale Nahrung, daß sich Kohlenhydrate-spaltende Enzyme im Darmbereich an das Nahrungskohlenhydrat anpassen; das sind rasch verlaufende Vorgänge, die sich ebenso rasch, d. h. in weniger als 2 Tagen, wieder zurückbilden. Ein wechselhaftes Verhalten in Abhängigkeit von den Kohlenhydraten der Nahrung müssen wir als Norm ansehen.

Hildebrandt, Berlin:

Da hauptsächlich Kinder den großen Anteil von Süßwaren essen und mit diesen Zuckeraustauschstoffen in Berührung kommen, sind meine Fragen: 1. Sind Kinder besonders empfindliche Altersgruppen? 2. Mit welchen Mengen an Expositionen können wir ungefähr rechnen?

Zbinden, Zürich:

Kinder sind in der Toxikologie immer eine Spezialgruppe und vor allem wenn es um Substanzen geht, die in die Ernährung eingreifen. Dann muß man sich überlegen, daß eine Umstellung in der kalorischen Wertbarkeit beeinflußt werden könnte. Wenn sie Zuckeraustauschstoffe nur im Kaugummi haben, ist es eine minimale Menge, doch wenn die Zucker in den Getränken eingesetzt werden, kann die Aufnahme ganz erheblich sein.

Siebert, Würzburg:

Es gibt relativ umfangreiche Untersuchungen von Auricchio über die Reifung der Darm-Carbohydrasen in der Kindheit. Der für die allermeisten Zuckeraustauschstoffe, die wir hier besprechen, zuständige Maltase-Isomaltasekomplex ist mit wenigen Wochen Abstand zur Geburt bereits voll gereift und entspricht demnach in seiner Aktivität der vorhandenen Gewebemasse.

Hildebrandt, Berlin:

Wie flexibel belastbar ist der Adaptationsmechnismus für Zuckeraustauschstoffe beim Menschen bzw. beim Tier, soweit es bekannt ist?

Zbinden, Zürich:

Wir haben beim Tier eine sehr große Adaptation festgestellt. Bei langsam zunehmender Dosierung kommt man beispielsweise auf 20 % Xylit, ohne daß sich irgendwelche Durchfälle entwickeln. Die Untersuchungen an Ratten mit Palatinit® haben das gleiche gezeigt. Wie sich das klinisch beim Menschen verhält, kann ich nicht sagen.

Schöch, Dortmund:

Ich habe auf die Frage nach dem Anteil an Zucker in der Ernährung von Kindern, die offen geblieben ist, ein paar Daten, die ich gerne ganz kurz vortragen möchte. Von den Kohlenhydraten, die insgesamt verzehrt werden, werden nach einer großen Verzehrstudie des Dortmunder Forschungsinstituts für Kinderernährung etwa die Hälfte in Form von biologisch weniger wertvollen Kohlenhydraten aufgenommen, d. h. ohne Spurenelemente und Vitamine. Davon ist grob geschätzt die Hälfte reiner Zucker. Diese 25 % der gesamten Kohlenhydratzufuhr, das sind approximative Zahlen, mit denen wir etwa hinkommen, stehen zur Disposition, wenn man sich überlegt, ob man Zuckeraustauschstoffe einsetzt. Das sind immerhin 12,5 % der Gesamtenergieversorgung der Kinder und 1/4 der Kohlenhydratversorgung. Man muß sich überlegen, daß an dieser Stelle die Favorisierung eines Zuckeraustauschstoffes, der seiner Kariogenität beraubt ist, gewissermaßen zum Genuß ohne Reue aufruft und mit dem zusätzlichen Risiko belastet ist, daß wir eine weitere Verschiebung in Richtung auf spurenelement- und vitaminfreie Energiezufuhr in der Nahrung riskieren.

Pölert, Bonn:

Ein paar Bemerkungen zur möglichen Aufnahme an solchen Zuckeraustauschstoffen aus den Unterlagen heraus aus der Wirtschaft: Danach sieht es ein wenig weniger dramatisch aus, als es sich zunächst bei der Pauschalbetrachtung darstellt. Man geht heute im mitteleuropäischen Raum davon aus, daß die Zuckeraustauschstoffe nicht in Getränken eingesetzt werden, unter anderem deshalb, weil die Süßstoffe sich sehr viel einfacher handhaben lassen, nicht kariogen sind und darüber hinaus noch kalorienfrei sind. Ähnliches gilt eigentlich für Backwaren, mit Ausnahme der Diabetikerwaren, so daß am Ende, wenn man noch weitere Dinge abzieht, die interessenmäßig in Frage kommen könnten, tatsächlich die klebenden, die lutschbaren und kaubaren Süßigkeiten übrigbleiben. Das ist von der Gesamtaufnahme süßender Zucker größenordnungsmäßig etwa 10 %. Diese 10 % kann man natürlich beim Kind durchgängig als Norm ansetzen, insbesondere wenn das Kind ins Gummibärchenalter gerät. Aber mit Sicherheit beschränkt sich die maximal zu erwartende Aufnahme an Zuckeraustauschstoffen von vornherein auf etwa 10 % des Zuckerkonsums.

Hildebrandt, Berlin:

Vielen Dank, Herr Zbinden. Sie haben etwas sehr Wichtiges gesagt, für uns, die wir regulativ-toxikologisch tätig sind, und haben auf die Notwendigkeit hingewiesen, hier einen anderen Zugang für die Bewertung solcher Stoffe, wie Zuckeraustauschstoffe, Polyole und ähnliche zu finden. Wenn ich daran denke, daß auf der anderen Seite neue Substanzen wie Thaumatin, Substanzen, die wir heute eigentlich nicht ansprechen wollen, aber doch wichtig sind, in sehr geringen Mengen wirken und auch endokrine Effekte möglicherweise machen könnten, dann glaube ich schon, daß ein ganz neuer Zugang zur Bewertung dieser Stoffe gefunden werden muß. Die

Frage wird sein, wer das durchsetzen wird. Ihre Ausführungen waren von daher besonders wichtig und beherzigenswert im Rahmen einer eher träge gehenden toxikologisch-regulativen Bewertung.

Zbinden, Zürich:

Thaumatin ist ein Protein, dessen primäre, sekundäre und tertiäre Struktur bekannt ist. Damit unterscheidet es sich von praktisch allen Proteinen, die wir etwa in der Milch und der Nahrung aufnehmen. Man weiß von Thaumatin jetzt ganz genau, wie es im Darm in Aminosäuren zerlegt wird, man weiß, daß keine einzige abnormale Aminosäure da ist. Und diese Information, zusammen mit der minimalen Konzentration, mit der es in der Nahrung gegeben wird, ist meiner Meinung nach völlig genug, um die Unbedenklichkeit dieser Substanz vorauszusagen. Wenn man nämlich mit Thaumatin eine Kanzerogenese-Studie machen möchte, dann sähe ich keinen Grund, warum wir das nicht auch mit Eiweißen der Milch machen sollten. Aus diesem Grund habe ich mich gegen die von der FAO/WHO-Expertengruppe (JECFA) verlangten chronischen Toxizitätsstudien mit Thaumatin ausgesprochen. Derartige unnötige Studien sind auch vom bioethischen Standpunkt aus nicht zu verantworten.

Wir haben jetzt ein neues Tierschutzgesetz, bei dem wir von jedem Versuch sagen müssen, ob er notwendig oder unumgänglich ist, und ich kann keinen derartigen Versuch mehr in der Schweiz bewilligen, weil wir der Meinung sind, daß derartige Versuche in einem drei Generationentest mit einem Zucker von irgendwelcher praktischen Bedeutung sind. Sie fragen, wie man solche Sachen durchsetzt. Ich glaube, genau so wie wir seinerzeit die andere Art von Toxikologie durchgesetzt haben, daß die Experten zusammengehen, sich diese Probleme durch den Kopf gehen lassen, Arbeiten schreiben, und mit der Zeit wird sich die verbesserte toxikologische Prüfung hier durchsetzen, auch bei den Experten, die eben internationale Guidelines entwickeln.

Hildebrandt, Berlin:

Vielen Dank, Herr Zbinden, ich wünschte, Sie wären Mitglied des Wissenschaftlichen Beirats für Lebensmittel der EG gewesen.

4. ADI-Wert und Verzehrsmengen von Zuckeraustauschstoffen bei Kindern und Erwachsenen

P. S. Elias

ADI-Werte als Risikoabschätzung

Die Erstellung eines ADI-Wertes ist der letzte Schritt in einer seit über 20 Jahren verwendeten Methodik zur gesundheitlichen Bewertung eines Lebensmittelzusatz- oder -inhaltsstoffes oder einer Chemikalie schlechthin, welche aus technischen oder unvorhergesehenen Gründen in einem Lebensmittel auftreten. Der Grundbegriff des ADI-Wertes, der für den Menschen zumutbaren täglichen Einnahme, einer chemischen Substanz, welcher in mg/kg Körpergewicht pro Tag ausgedrückt wird, wurde in 1961 im 6. Treffen des Joint FAO/WHO Expert Committee on Food Additives definiert (JECFA, 1962). Nach Meinung dieses Ausschusses stellt die höchste Dosierung, welche keine signifikanten toxikologischen Wirkungen in akuten, sub-chronischen und Langzeitfütterungsversuchen verursacht, den nützlichsten quantitativen Index der gesundheitlichen Unbedenklichkeit einer Substanz dar. Diese Dosierung, ausgedrückt in mg/kg Körpergewicht pro Tag für die den toxikologischen Versuchen zugrunde liegende Tierspezies, bildet die Basis für die Abschätzung eines ADI-Wertes für den Menschen unter Berücksichtigung einer entsprechenden Sicherheitsspanne. Eine solche Sicherheitsspanne muß eine ganze Reihe von Faktoren zur Erfassung der normalen biologischen Variabilität beinhalten, z. B. Speziesunterschiede, Variationen zwischen Individuen, unterschiedliche Qualität der vorhandenen toxikologischen Daten, Altersunterschiede in der exponierten Bevölkerung, Unterschiede im Allgemeinbefinden der exponierten Personen, genetische Prädisposition, u. a. m. Die Formel zur Berechnung des ADI-Wertes ist in Abb. 1 wiedergegeben.

$$ADI \ (mg/kg \ K. \ G./Tag) = \frac{NEL \ (No\text{-}adverse\text{-}effect \ Level \ in \ mg/kg \ K. \ G./Tag)}{SF \ (Sicherheitsfaktor)}$$

Abbildung 1

Der ADI-Wert beruht daher auf den experimentell erarbeiteten biochemischen und toxikologischen Eigenschaften einer Substanz. Aus Gründen der vorhandenen Unsicherheitsfaktoren bei der experimentellen Erfassung dieser Eigenschaften sollte der ADI-Wert niemals als eine substanzbezogene physikalische Konstante einer Chemikalie angesehen werden. Er stellt eine Schätzung der gesundheitlich unbedenklichen lebenslangen Exposition für den Verbraucher dar, welche eine annehmbare Wahrscheinlichkeit von Richtigkeit besitzt. Er unterliegt aber jeder Zeit einer möglichen Änderung als Folge einer Änderung der zu seiner Festlegung verwendeten Datenbasis.

An Stelle von ADI-Werten als Leitlinie zur behördlichen Regelung im Lebensmittelbereich können auch andere Überlegungen als Grundlage für die Bewertung der gesundheitlichen Unbedenklichkeit des durch Exposition mit einer Lebensmittelkomponente bestehenden Risikos verwendet werden. Es wäre denkbar, ein bestimmtes Risiko des Auftretens der für die Gesundheit des Verbrauchers bedeutendsten toxischen Wirkung festzulegen, welches medizinisch, gesellschaftlich und politisch als tragbar erscheint. Eine Wahrscheinlichkeit von z. B. 1 in 10^6, daß ein solches Risiko eintritt, wird von manchen Gesundheitsbehörden als Richtlinie für gesetzliche Regelungen im Lebensmittelbereich verwendet. Eine andere Möglichkeit der gesetzlichen Regelung wäre durch die Festlegung einer ganz bestimmten hohen Empfindlichkeit der Meßmethode zur Bestimmung der betroffenen Lebensmittelkomponente gegeben. Diese letzte Art der Risikobewertung ist zwar unabhängig von der Ungenauigkeit der Messung der biologischen Eigenschaften einer Substanz, aber nur dort anwendbar, wo gewichtige toxikologische Gründe für eine größtmöglichste Reduktion in der Exposition der Bevölkerung vorliegen.

Letztlich wäre noch die Situation zu bedenken, bei welcher es sich um die gesundheitliche Beurteilung von Lebensmitteln, Lebensmittelinhaltsstoffen, deren Metaboliten, oder normalen körpereigenen chemischen Stoffe handelt. Hier ist es wissenschaftlich unangebracht und nicht vertretbar, die Methodik der Erstellung eines ADI-Wertes zur Bewertung des gesundheitlichen Risikos für den Verbraucher durch diese Exposition heranzuziehen. Für Substanzen mit solcher geringen Toxizität ist die Festlegung eines ADI-Wertes „ADI nicht spezifiziert" als praktische Leitlinie vollkommen verfehlt, weil andere nicht toxikologisch begründete Überlegungen für eine eventuelle gesetzliche Regelung des Verbrauches herangezogen werden müssen.

Dies ist eine logische Folgerung aus der JECFA-Definition für „ADI nicht spezifiziert" als einen ADI-Wert ohne Zahlenangabe, bei welchem die Höhe der Exposition des Verbrauchers durch die technologische Verwendung des Stoffes zusammen mit der Hintergrundbelastung aus der Nahrung kein Gesundheitsrisiko darstellt (JECFA, 1974). Dabei ist zu beachten, daß in dieser Definition ein wichtiges früher bei der Erstellung eines ADI-Wertes von JECFA angewandtes Prinzip grundlegend geändert wurde. Ursprünglich war von JECFA vorgesehen, daß der ADI-Wert einer Substanz die in Lebensmitteln natürlich vorkommende Menge nicht einschließen soll. Nachdem jedoch die Toxizität einer Substanz unabhängig davon ist, ob diese schon auf natürliche Weise im Lebensmittel vorkommt oder erst später dem Lebensmittel zugesetzt wurde, und die chemische Analyse normalerweise zwischen diesen beiden Situationen auch nicht unterscheidet, wurde nun die im Lebensmittel vorkommende Gesamtmenge einer Substanz in den Begriff des ADI-Wertes einbezogen (JECFA, 1974). Daher muß in diesen Fällen die Routine-Anwendung einer ADI-Wert-Bestimmung, wie sie immer noch heute von JECFA ausgeübt wird, wissenschaftlich als sinnlos angesehen werden.

ADI-Werte von Zuckeraustauschstoffen

Nur die folgenden Zuckeraustauschstoffe sollen hier besprochen werden: Mannit, Laktit, Xylit, Sorbit, hydrogenierter Glukosesirup, und Isomalt (Palatinit). ür diese aus Kohlenhydraten durch deren Hydrogenierung gewonnenen Polyole wurden von JECFA die in Tabelle 1 aufgezeichneten ADI-Werte erstellt.

Die Polyole stellen eine Gruppe von Lebensmittelinhalts- und -zusatzstoffen dar, welche in verhältnismäßig großen Mengen verzehrt werden. Ihre gesundheitliche Bewertung bereitet daher Schwierigkeiten, wenn als Methodik die Erstellung eines ADI-Wertes verwendet wird. Das scheinbar einfache Konzept, den ADI-Wert als 1 % derjenigen Dosierung festzulegen, welche in Langzeitstudien in der toxikologisch empfindlichsten Tiergattung keine signifikante toxische Wirkung auslöst, wird hinfällig, wenn die Konzentration der bewertenden Substanz 5 % im Futter der Labortiere überschreiten muß, um einen Sicherheitsfaktor von 100 zu gewährleisten. Wenn die tägliche Aufnahme eines Polyols nur circa 15 g oder 1 % der Gesamtnahrung der Verbraucher ausmacht, müßten bei einem Sicherheitsfaktor von 100 theoretisch 100 % Substanz als Futter von den Labortieren ohne signifikante toxische Schäden vertragen werden, eine praktische Unmöglichkeit in Anbetracht der ernährungsphysiologischen Gegebenheiten eines Langzeitversuches. Die Aussicht auf das Einhalten eines signifikanten Sicherheitsfaktors ist daher unter diesen Umständen minimal.

Das Fehlen eines hundertfachen Sicherheitsfaktors wird aber teilweise dadurch ausgewogen, daß es eigentlich dem Menschen unmöglich ist, im Verhältnis mehr von der Substanz zu verzehren als von den Testtieren aufgenommen wurde. Außerdem sind Studien am Menschen mit Lebensmitteln und Lebensmittelinhaltsstoffen fast immer vorhanden, so daß der Sicherheitsfaktor auf einen Wert reduziert werden kann, welcher zur Abdeckung der Verschiedenheit der individuellen Empfindlichkeit in der Bevölkerung ausreicht.

Ein zweites Problem ist die Festlegung eines NEL, wenn bei den notwendigen hohen Dosierungen Wirkungen eintreten, die toxikologisch als nicht signifikant angesehen werden können, z. B. solche, die nach Absetzen der Exposition voll reversibel sind oder durch physiologische Anpassung an funktionelle Überbelastung hervorgerufen werden. Als Beispiele solcher Wirkungen wären zu nennen: Veränderungen der intestinalen Flora, laxierende Wirkung durch Überfütterung oder osmotische Belastung des Verdauungstraktes, Dickdarmvergrößerung, reduzierte Wachstumsrate durch hohe Dosierung unverdaulicher Stoffe in der Nahrung der Labortiere, Leberhypertrophie und Induktion mikrosomaler Enzyme durch Überbelastung mit metabolisierbaren Substanzen.

Ein dritter Gesichtspunkt ist die Tatsache, daß die Definition des ADI-Wertes eigentlich nur auf der Abwesenheit einer toxischen Wirkung beruht. Es wäre jedoch verständlich, daß der Verbraucher zu der Erkenntnis berechtigt ist, ob eine bestimmte Verzehrsmenge das Risiko einer physiologischen Wirkung, unabhängig von deren vorübergehenden oder

Substanz	ADI	JECFA-Report
Hydrogenierter Glukosesirup (Maltit/Sorbit)	Nicht spezifiziert	1985
Laktit	Nicht spezifiziert	1983
Xylit	Nicht spezifiziert	1983
Sorbit	Nicht spezifiziert	1982
Isomalt (Palatinit)	Nicht spezifiziert	1985
Mannit	0 – 50 mg/Kg K. G. (temporär)	1985

Tabelle 1

reversiblen Natur, in sich birgt. Andererseits können auch viele natürliche Lebensmittel solche Wirkungen ausüben und es wäre ebenso verständlich, es einfach dem einzelnen Verbraucher zu überlassen, selbst herauszufinden, welche Menge eines bestimmten Lebensmittels er vertragen kann. Dabei muß der Verbraucher nicht unbedingt wissen, welcher Lebensmittelinhaltsstoff für die physiologische Wirkung, z. B. Laxation, verantwortlich ist, sondern wird aus persönlicher Erfahrung lernen, den übermäßigen Verzehr eines Lebensmittels mit diesem Inhaltsstoff zu vermeiden.

Fast alle Polyole verursachen Laxation und Blähungen. Die Natur dieser laxierenden Wirkung, welche auch als osmotische Diarrhöe bezeichnet wird, läßt erkennen, daß dieser Effekt durch eine osmotische Wirkung des im Lumen des Darmes vorhandenen, nicht absorbierten Polyols und seiner Metaboliten hervorgerufen wird. Die zu einer Laxation führende Menge der einzelnen Polyole hängt von deren Konstitution ab, sowie davon, ob die eingenommene Dosis über mehrere Mahlzeiten verteilt oder als Einzeldosis verabreicht wird, und ob das Polyol im nüchteren Zustand eingenommen wird. Individuelle Unterschiede in der Empfindlichkeit gegenüber einer Laxationswirkung sind ebenfalls für diese Menge bestimmend. Kleinkinder im Alter von 2–3 Jahren sind bekanntlich empfindlicher gegenüber der gleichen Dosierung, auf g/kg K. G.-Basis, wie Kinder im Alter von 5–6 Jahren. Studien an Probanden haben gezeigt, daß die individuelle Empfindlichkeit gegenüber einer laxativen Wirkung eines Polyols zwischen 10 g und 90 g schwanken kann. Der Mensch sowie das Versuchstier zeigen aber auch das Phänomen der Adaptation an die laxierende Wirkung eines Polyols. In Anbetracht dieser obengenannten Schwierigkeiten hat der Wissenschaftliche Lebensmittelausschuß der EG empfohlen, keine ADI-Werte für Polyole zu erstellen (SCF, 1984). Anstelle dieser Art der Beurteilung der gesundheitlichen Unbedenklichkeit wurden von diesem Gremium alle hier besprochenen Polyole als akzeptabel für die Verwendung in Lebensmitteln erklärt, jedoch mit dem Hinweis, daß bei hohen Verzehrsmengen Laxation auftreten könne. Verzehrsmengen in der Höhe von circa 20 g Polyol/Person/Tag wurden als mit größter Wahrscheinlichkeit nicht laxierend angesehen (SCF, 1984).

Laxierende Wirkung der Polyole

Systematische statistisch relevante Studien zur Bestimmung der laxativen Schwellendosis der einzelnen Polyole bei Gesunden und Diabetikern fehlen in der einschlägigen wissenschaftlichen Literatur. Daher sind die im Folgenden aufgezählten Werte nur als grobe Schätzungen anzusehen.

Sorbit

Der Schwellenwert für eine laxierende Wirkung wird von der WHO mit 50 g/Tag und vom SCF ebenfalls mit 50 g/Tag angegeben. Da die Resorptionskapazität für oral verabreichtes Sorbit bei 10–20 g/Stunde liegt, ist anzunehmen, daß Einzeldosen über 20 g einen laxativen Effekt durch eine osmotische Diarrhöe bewirken können. Als über den Tag verteilte wirksame Dosis könnten 70 g angesehen werden, wobei Durchfall nur selten zu erwarten wäre. In den vorhandenen klinischen Studien konnte eine starke Variation der individuellen Toleranzbreite sowie eine Adaptation an höhere Dosierungen beobachtet werden. Bei Kleinkindern im Alter von 2–3 Jahren liegt die laxative Schwellendosis bei 500 mg/kg K. G. oder 5–7,5 g, bei Kindern von 5–16 Jahren bei 10 g. Die letztere Gruppe dürfte 30–40 g als verteilte Tagesdosis ohne laxierende Wirkung vertragen (Förster & Mehnert, 1979).

Genaue Angaben über die möglichen täglichen Verzehrsmengen in einzelnen Ländern sind nicht vorhanden. Unter Zugrundelegung einer Jahresproduktion von 30 000 Tonnen in der EWG mit einer Bevölkerung von 268 Millionen wurde ein täglicher per capita-Verzehr von 615 mg errechnet, wenn nur 50 % der Bevölkerung sorbithaltige Lebensmittel einnehmen. In 1975 wurde in den USA für denselben Parameter 240 mg angegeben (FASEB, 1979). Eine neuere Schätzung aus Holland ergab einen täglichen per capita-Verzehr von 350–430 mg bei einer Jahresproduktion von 1800–2200 Tonnen. Die Annahme, daß nur 5 % der Bevölkerung Sorbit aus diätetischen Gründen verzehren, ergab eine berechnete Aufnahme von 7–8,6 g/Person/Tag. In den USA wurde in 1972 nur 79 mg als möglicher täglicher Verzehr pro Kopf angegeben (FASEB, 1972 a). Die FDA schätzte den täglichen Sorbit-Verzehr auf 30 g in 1984.

Klinische Untersuchungen ergaben unterschiedliche Schwellenwerte für Laxation und gastrointestinale Beschwerden. Bei 12 erwachsenen Testpersonen waren 50 g kristallines Sorbit oder 20–30 g 70 %iger Sorbit-Sirup der laxative Schwellenwert (Ellis & Krantz, 1941). Je zwei Einzeldosen von 12,5 g nach den Hauptmahlzeiten pro Tag hatten keine laxierende Wirkung in 100 Probanden, ebenso eine Einzeldosis von 25 g, während eine Einzeldosis von 50 g schon laxierend wirkte (Peters & Lock, 1958). Kleinkinder im Alter von 2 Jahren hatten Diarrhöe nach Gabe von 9,3 g (500+ mg/kg K. G.), aber Kinder von 5–6 Jahren vertrugen diese Dosierung ohne Beschwerden (Gryboski, 1966). Acht von 12 Kindern klagten über Stuhldrang und Bauchkrämpfe 1/2 bis 1 Stunde nach dem Verzehr von 6,6 g oder mehr von Sorbit (FCN, 1984).

Mannit

Der Schwellenwert für eine laxierende Wirkung wird sowohl von der WHO wie vom SCF mit 10–20 g D-Mannit als Einzeldosis angegeben. Klinische Untersuchungen haben ergeben, daß 20 g/Tag wegen der geringen Resorption bereits laxierend wirken können (Ellis & Krantz, 1941). Verabreichung von mehr als 40 g in Form einer 5 %igen Lösung bewirkte ebenfalls Diarrhöe (Nasrallah & Iber, 1969). Über Verträglichkeit bei Kindern konnten keine Daten gefunden werden.

Schätzungen über den täglichen per capita-Verzehr sind nur aus den USA vorhanden, wobei zunächst 18 mg errechnet wurden (FASEB, 1972 b). Die FDA gibt jedoch neuerdings einen Wert von 2 g in 1984 an. Langzeitfütterungsversuche in Mäusen und Ratten mit Dosierungen von 2,5 % und 5 % haben toxische Schäden in Ratten bei 2,5 % im Futter aufgezeigt. Da noch die Ergebnisse weiterer Tierversuche ausstehen, wurde von der WHO ein temporärer ADI-Wert von = –50 mg/kg K. G. festgelegt, der jedoch auf Erfahrungen beim Menschen basiert. Der SCF setzte hier keinen ADI-Wert fest.

Xylit

Der Schwellenwert für eine laxierende Wirkung wird von der WHO mit 50–70 g/Tag und vom SCF mit 50 g/Tag angegeben. Die Resorptionskapazität für oral verabreichtes Xylit wird verschiedentlich als 13–25 g/Stunde (FASEB, 1972 c) oder 10–20 g/Stunde (Förster & Mehnert, 1979) angegeben, weshalb orale Einzeldosen von mehr als 10 g bereits zu Laxation führen können. Klinische Untersuchungen ergaben 90 g/Tag bei Erwachsenen als die kleinste Einnahme, welche Blähungen und Diarrhöe hervorrief (Dubach et al., 1969), während bei Kindern 40–60 g/Tag als laxierender Schwellenwert anzusehen sind (Akerblom et al., 1981). In einer Studie an 50 Probanden, welche über 2 Jahre 50 g Xylit/Tag erhielten, wurden keine Laxation oder schädliche Wirkungen beobachtet (Mäkinen et al., 1975).

Nachdem Xylit noch keine weit verbreitete Verwendung als Zuckeraustauschstoff hat, sind Schätzungen des täglichen per capita-Verzehrs nicht vorhanden.

Laktit

Der Schwellenwert für laxierende Wirkung wird vom SCF mit 50 g/Tag angegeben. In klinischen Untersuchungen wurde jedoch festgestellt, daß 50 g als Einzeldosis in der Form einer 12,5 %igen Lösung bei allen Testpersonen Diarrhöe verursachte, während dieselbe Menge, über den Tag verteilt, keine laxierende Wirkung zeigte. Verzehrsmengen über 50 g bewirkten Meteorismus und Stuhldrang (Zaal & Ottonhof, 1977). Der Verzehr von 8 g Laktit, 3 mal täglich, über 7 Tage verursachte bei 9 Diabetikern keine Laxation (Velthuysen & Klein, 1977). In einer anderen Studie an gesunden Probanden und Diabetikern wurden 24 g Laktit/Tag als verträglich befunden (Doorenbos, 1977).

Schätzungen über den täglichen per capita-Verzehr liegen nicht vor.

Hydrogenierter Glukosesirup

Die von JECFA erstellte Spezifikation für diesen Zuckeraustauschstoff deckt Produkte ab, welche zwischen 55 % Maltit +8 % Sorbit (Lycasin) und 95 % Maltit +3 % Sorbit (Malbit) als Hauptkomponenten enthalten. Der Schwellenwert für eine laxierende Wirkung wird vom SCF mit 30–50 g/Tag angegeben. Klinische Untersuchungen mit Lycasin in 6–10 Testpersonen ergaben als einen Schwellenwert für laxierende Wirkung eine Einzeldosis von 30 g, wobei jedoch in 20 % der Probanden abdominale Beschwerden, Kolik und Flatulenz beobachtet wurden. Einzeldosen von 60 g erzeugten Diarrhöe und abdominale Beschwerden in 80 % der Versuchspersonen. Einzeldosen von 15 g wurden über 21–28 Tage vertragen (Abraham et al., 1981). Ähnliche Ergebnisse wurden nach täglicher Einnahme von 80 g über 1 Woche berichtet (Leroy et al., 1982). Der Verzehr von 50 g Lycasin, verteilt auf 6 gleiche Einzeldosen alle 2 1/2 Stunden, erzeugte bei 2 von 12 Probanden Laxation und abdominale Beschwerden. Die Einnahme von 85 g Lycasin bewirkte dieselben Ergebnisse bei 3 von 12 Testpersonen, während 125 g Lycasin die gleichen Ergebnisse bei 6 von 11 Testpersonen erbrachte (Kearsley et al., 1982). In einer anderen Studie an 4 Erwachsenen bewirkten 35 g Maltit täglich über 10 Tage keine Beschwerden, wenn der Verzehr über mehrere Mahlzeiten verteilt wurde. In einer Studie an 27 Kindern im Alter von 3–14 Jahren, welche 18–42 g Lycasin innerhalb einer Stunde verzehrten, wurden Übelkeit, Meteorismus und Flatulenz in 3 Kindern beobachtet (Leroy et al., 1982).

Da Lycasin und Malbit noch keine verbreitete Verwendung in der Lebensmitteltechnologie haben, sind offizielle Schätzungen des täglichen per capita-Verzehrs noch nicht vorhanden. Bei der Annahme, daß 10 % der Bevölkerung Lycasin in Produkten verzehren, wird die tägliche per capita-Aufnahme mit 1,39 g berechnet.

Isomalt

Dieser Zuckeraustauschstoff kommt in der Natur
nicht vor. Der Schwellenwert für eine laxierende Wirkung liegt bei 20–30 g/Tag. Der SCF gibt 10–20 g/Tag
als die nicht laxierende Verzehrsmenge an. In klinischen Untersuchungen an 10 Erwachsenen wurden
250 mg/kg K. G. ohne Beschwerden vertragen. Bei
350 mg/kg K. G. wurden Flatulenz in 8 von 10 Personen und Diarrhöe in 2 von 10 Personen beobachtet.
Der Verzehr von 500 mg/kg K. G. bewirkte Laxation
bei 8 von 10 Probanden (Putter & Spengler, 1975). Bei
40 Kindern im Alter von 4–12 Jahren wurden bei einer
Einnahme von bis zu 45 g/Tag, verteilt über diese
Zeitperiode, keine laxierende Wirkung festgestellt.
Ein Verzehr von 60 g erzeugte bei 4 von 6 Kindern
Diarrhöe (Spengler, 1978). In einer anderen Studie an
36 Kindern im Alter von 4–14 Jahren erzeugten Einzeldosen von 10 und 20 g keine Diarrhöe, während
40 g bei 25 % der Probanden Laxation bewirkte
(Spengler, 1979). In 10 Erwachsenen, welche täglich
für 14 Tage 50 g Palatinit in 3 Portionen mit den
Hauptmahlzeiten erhielten, wurde nur 1 Fall von mil-
der Diarrhöe am 6. Tag des Versuches beobachtet
(Spengler & Schmitz, 1979).
Da Palatinit bis jetzt noch nicht zur Verwendung in
der Lebensmitteltechnologie zur Verfügung stand,
können keine Schätzungen über den täglichen per
capita-Verzehr angegeben werden.

Literatur

JECFA (1962) WHO Techn. Rep. Ser., No 228
JECFA (1974) WHO Techn. Rep. Ser., No 557
JECFA (1982) WHO Techn. Rep. Ser., No 683
JECFA (1983) WHO Techn. Rep. Ser., No 710
SCF (1984) Report of the Scientific Committee for Food on Sweeten-
ers. III/1316/84
Förster, H. & Mehnert, H. (1979) Akt. Ernährung, 5, 245–257
FASEB (1972a) Report on Sorbitol. SCOGS-10
FASEB (1972b) Report on Mannitol. SCOGS-10
FASEB (1972c) Report on Xylitol. SCOGS-10
FASEB (1979) Report on Dietary Sugars in Health and Disease. III.
Sorbitol
Ellis, F. W. & Krantz, J. C. Jr. (1941) J. Biol. Chem., 141, 147–154
Peters, R. & Lock, R. H. (1958) Brit. Med. J., 2 (5097), 677
Gryboski, J. D. (1966) N. Engl. J. Med., 275, 718
Anon (1984) Fd. Chem. News, 17. 9. 1984, 10
Nasrallah, S. M. & Iber, F. L. (1969) Am. J. Med. Sci., 258, 80–88
Dubach, U. C., Feiner, E. & Fargo, E. (1969) Schweiz. Med. Wschr., 99,
190–194
Akerblom, H. K., Koivikangas, T., Punka, T., Mononen, M., (1981) Int.
J. Vit. Nutr. Res., Suppl. 22, 53–66
Mäkinen, K. K., Scheinin, A., Huttunen, J. K. (1975) Acta Odont.
Scand., 33, Suppl. 70
Zaal, J. & Ottonhof, A. (1977) TNO Rep. No 5443
van Velthuysen, J. A. & Klein, J. (1977) Unp. Rep. by C. V. Chemie
Doorenbos, H. (1977) Unp. Rep. to WHO
Abraham et al., (1981) J. Human Nutr., 35, 165–172
Leroy et al., (1982) Unp. Rep. by Roquette
Kearsley, M. W., Birch, G. G., Lian-Loh, R. H. P. (1982) Stärke, 34,
279–283
Putter, J. & Spengler, M. (1975) Unp. Rep. by Bayer AG
Spengler, M. (1978) Unp. Rep. by Bayer AG
Spengler, M. (1979) Unp. Rep. by Bayer AG
Spengler, M. & Schmitz, H. (1979) Unp. Rep. by Bayer AG

Tabelle II gibt eine Übersicht der geschätzten Verzehrsmengen und Schwellenwerte für eine laxierende Wirkung.

Substanz	Laxation Schwellenwert g/Kopf/Tag	Verzehr g/Kopf/Tag
Sorbit	50 (WHO)	0.615 (EWG)
	50 (SCF)	0.079 (USA, 1972)
	5–7.5 (Kleinkind, 2–3 Jahre)	0.240 (USA, 1975)
	30–40 (Kinder 5–16 Jahre)	30 (USA, 1984)
		7–8.6 (NL)
Mannit	10–20 (WHO)	0.018 (USA, 1972)
	10–20 (SCF)	2 (USA, 1984)
Xylit	50–70 (WHO)	
	50 (SCF)	?
	40–60 (Kinder)	
Laktit	50 (SCF)	?
Lycasin/Malbit	30–50 (SCF)	1.39 (Industrie)
	unter 18 (Kinder)	
Isomalt (Palatinit)	10–20 (SCF)	?

Tabelle 2

4.1 Diskussion zum Vortrag von Herrn Elias:

Schöch, Dortmund:

Ich habe zunächst eine Frage zum ADI-Begriff. Ich habe gelernt, daß der ADI-Wert nicht nach einem toxischen Effekt, sondern überhaupt nach einem Effekt gemessen und berechnet wird, d. h. der ADI-Wert leitet sich einfach nur vom Effektlevel ab. Der Effekt, der als Maßstab genommen wird, muß meßbar sein und braucht nicht toxisch zu sein. Eine Leberver-größerung ist meßbar und braucht keine pathologi-schen Konsequenzen zu haben. Der ADI-Wert wäre hier sinnlos. Aber was bleibt, ist die sehr unange-nehme laxierende Wirkung für Erwachsene und Kin-der, die sehr unterschiedlich zu bewerten ist; denn je jünger das Kind ist, desto ernster ist eine induzierte Diarrhöe pathophysiologisch zu betrachten.

Elias, Karlsruhe:

Sie haben ganz recht, es ist ursprünglich in der Defini-tion des ADI-Wertes 1962 festgelegt worden, daß auf eine toxische Wirkung verzichtet wird. Wir haben dann natürlich im Laufe der Zeit festgestellt, daß es auch Effekte gibt, die adaptationsphysiologische, aber keine toxischen Effekte darstellen, wie z. B. Enzym-induktion oder Organvergrößerung und daher als unspezifisch angesehen werden. Diese Effekte wer-den jetzt auch nicht mehr für die Festsetzung des NEL angewendet. Es kommt sehr oft bei toxikologi-schen Untersuchungen vor, daß man eine Erhöhung einer gewissen Enzymaktivität, z. B. die Erhöhung der Aktivität eines Blutenzymes oder eines Leberen-zymes, findet. Das kann man heute sehr genau mes-sen. Aber dies ist nicht unbedingt eine toxische Erscheinung. Für Festlegung des ADI-Wertes soll nicht jeder beliebige Effekt, sondern ein toxischer Effekt ausgewertet werden. Das ist immer noch in der Definition des ADI-Wertes enthalten. Deshalb z. B. ignorieren wir kleinere biochemische, jedoch toxisch nicht verursachte Veränderungen, die einen so gerin-gen ADI-Wert ergeben würden, daß man damit über-haupt nicht operieren könnte.

Zbinden, Zürich:

Ich möchte etwas zur kataraktogenen Wirkung dieser Zucker sagen. Es sind praktisch alle Zucker katarakto-gen. Die Frage ist: Würde für das Malbit® (Maltit) wegen der kataraktogenen Wirkung ein ADI festge-setzt, dann müßte man das für Milchzucker auch tun. Denn das ist ja der stärkste kataraktogene Zucker, der

überhaupt bekannt ist. Die Tatsache, daß es bei Mal-bit® gesehen wurde und bei den anderen nicht, kann ich nur so erklären, daß man entweder einen empfind-lichen Rattenstamm genommen hat oder daß man bei anderen Präparaten den Ratten nicht in die Augen geschaut hat. Wenn Zucker in genügender Menge verfüttert wird, entstehen Katarakte.

Großklaus, Berlin:

Nur kurz für Herrn Prof. Schöch, daß Sie hier kein Mißverständnis aufbauen. Ich glaube, Herrn Prof. Zbinden und Herrn Prof. Elias richtig verstanden zu haben, daß das ADI-Konzept für die Polyole außer Kraft gesetzt werden sollte, nicht aber generell für alle Lebensmittelzusatzstoffe und Kontaminanten.

Grunow, Berlin:

Herr Elias, Sie erwähnten vorhin bei der Beschrei-bung dessen, was der ADI-Wert eigentlich bedeutet, daß es ja ein Wert ist, der eine Aussage macht über die lebenslange Aufnahme und daß es gar nicht so sehr schlimm ist, wenn für kürzere Zeit der ADI-Wert mal überschritten wird. Ich möchte das nicht so ganz gene-rell im Raum stehen lassen. Sie haben sicher Recht, daß es bei vielen Stoffen so ist. Aber ich bin doch der Meinung, daß von Stoff zu Stoff jeweils individuell be-urteilt werden muß, ob eine Überschreitung des ADI-Wertes für kürzere Zeit problematisch ist oder nicht. Einen kurzen Nachtrag noch, Herr Zbinden. Vorhin wurde das Thaumatin erwähnt. Ich kann Ihnen sagen, was Sie sicher freuen wird, daß sich das „JECFA-Komitee" in diesem Jahr im Fall des Thaumatins und der Forderung nach einer Langzeitstudie Ihren revo-lutionären Gedanken angeschlossen hat.

Elias, Karlsruhe:

Ich möchte nur kurz sagen, der ADI-Wert war ursprünglich für verhältnismäßig untoxische Lebens-mittelzusatzstoffe entwickelt worden. Diese sehr strenge Risikoabschätzung wurde dann später bei anderen Stoffen, die in Lebensmitteln vorkommen, angewendet. Daher stimmt, was Herr Grunow gesagt hat, daß nämlich kurzfristige ADI-Wert-Überschrei-tungen individuell beurteilt werden sollen.

5.   Beeinflussung des Stoffwechsels durch Zuckeraustauschstoffe

K. H. Bäßler

Jeder Stoff, der metabolisiert wird, beeinflußt den Stoffwechsel anderer Stoffe. Kohlenhydrate beeinflussen den Fettsäurestoffwechsel, Fettsäuren den Kohlenhydratstoffwechsel und so weiter. Wie beeinflussen Zuckeraustauschstoffe den Stoffwechsel? Ich möchte den Vortrag in drei Abschnitte gliedern und im ersten Abschnitt über Stoffwechselwirkungen im Organismus sprechen, im zweiten Abschnitt über Stoffwechsel und Stoffwechselwirkungen im Darm, der ja eine Nische der Außenwelt darstellt, und schließlich im dritten Abschnitt auf die Auswirkungen der Vorgänge im Darm auf den Gesamtorganismus eingehen.
Unter Zuckeraustauschstoffen werde ich die Monomeren oder die Austauschstoffe der 1. Generation behandeln, also Sorbit und Xylit, und ein paar Bemerkungen zur Sorbose machen; dann die Disaccharidalkohole, soweit sie ausreichend untersucht sind, also Maltit, Isomaltit und Palatinit. Da Disaccharidalkohole nicht in nennenswertem Umfang ungespalten resorbiert werden, beschäftigen sie uns nur im Abschnitt 2 und 3; die Spaltprodukte sind alte Bekannte aus dem Abschnitt 1.

I.   Wirkungen im Organismus

Ich setze den Stoffwechsel von Sorbit und Xylit als bekannt voraus. Beide werden durch die cytosolische Polyoldehydrogenase dehydriert, Sorbit zu Fructose, Xylit zu D-Xylulose. Einige Stoffwechselwirkungen sind Folge der NADH-Bildung bei dieser einleitenden Dehydrierung. Beide Polyalkohole werden deshalb gern in Analogie zu Alkohol gesehen, dessen toxische Wirkung ja bekannt ist, ohne daß er deshalb in irgendeinem Lebens- oder Genußmittel verboten wäre. Diese Analogie ist aber ganz falsch, denn Äthanol gehört metabolisch zu den Fettsäuren, die Polyole dagegen zu den Kohlenhydraten.
Ein solcher Vergleich mit Äthanol übersieht ganz wesentliche Unterschiede. Die NADH-Produktion bei der Äthanoloxidation führt zu einer Hemmung der Gluconeogenese aus Lactat, was zu hypoglykämischen Zuständen und durch Glykogenverarmung der Leber zu Beeinträchtigungen der Leberfunktion führen kann. Diese negativen Effekte sind weder bei Sorbit noch bei Xylit zu sehen, weil beide effiziente Glucosevorstufen sind. Zudem liefert die Gluconeogenese aus Sorbit oder Xylit in der Leber verwertbare Energie (Abb. 1).

Die Bildung von 1 Mol Glucose

aus Alanin kostet	6	Mole ATP
aus Pyruvat kostet	6	Mole ATP
aus Fructose kostet	2	Mole ATP
aus Lactat kostet/liefert	0	Mole ATP
aus Sorbit liefert	1	Mol ATP
aus Xylit liefert	2,4	Mole ATP

Abbildung 1: ATP-Bilanz der Gluconeogenese

Weiter ist zu bedenken, daß ein wesentlicher Teil der Alkoholtoxizität durch lipotrope Membranwirkung und durch den Acetaldehyd zustande kommt. Gravierende Änderungen des Redoxzustandes durch Sorbit oder Xylit sind nur bei überhöhter intravenöser Dosierung, nicht aber bei oraler Zufuhr zu erwarten. Im übrigen war man bei den Polyolen in der günstigen Lage, aufgrund von Erfahrungen über Nebenwirkungen bei intravenöser Überdosierung ganz gezielt nach Effekten bei oraler Zufuhr suchen zu können. Ich erinnere an intravenöse Nebenwirkungen wie Lactatanstieg, Bilirubinanstieg, ATP-Abfall in der Leber, Harnsäureanstieg und die kausal sehr umstrittene Oxalsäurebildung bei intravenöser Xylitüberdosierung. Keiner dieser Effekte läßt sich bei intravenöser Zufuhr unter Einhaltung der Dosierungsrichtlinien beobachten und erst recht nicht bei oraler Zufuhr, wie besonders deutlich aus der 2 Jahre dauernden Turku-Sugar-Studie (1) und den Nachuntersuchungen (2) hervorgeht. Ich möchte aber noch ein paar Worte zum Harnsäureanstieg nach Xylit sagen. Wie kommt es, daß manche Untersucher ihn sehen, und manche nicht? Dieser Effekt wird nur sichtbar, wenn man Xylit zu einer normalen Diät oder zu einer zuckerfreien Diät zusetzt. Man sieht ihn nicht, wenn man, wie es für einen Zuckeraustauschstoff sinnvoll ist, Saccharose durch Xylit ersetzt. Das kommt daher, daß der Fructoseanteil der Saccharose per se zum Harnsäureanstieg führt. Wir leben alle mit einem Harnsäurespiegel, der zum Teil durch die im Schnitt 50 g Fructose bedingt ist, die wir täglich mit Saccharose aufnehmen. Ersetzen wir diesen Anteil durch Xylit, so ändert sich nichts.

Ich glaube, es sind wenig Nahrungsbestandteile hinsichtlich ihrer Stoffwechseleffekte so gründlich untersucht wie Sorbit und Xylit. Schwieriger ist es da bei Sorbose. Dieser Zucker wird durch Ketohexokinase in der Leber zu Sorbose-1-phosphat phosphoryliert und bei deren anschließender Spaltung durch Aldolase B entsteht neben Dihydroxyacetonphosphat L-Glycerinaldehyd. Über das weitere Schicksal dieses L-Glycerinaldehyds ist nur wenig bekannt. Man weiß zwar, daß er zu Glycerin reduziert (3,4,5), über Oxidation zu L-Glycerat in Hydroxypyruvat umgewandelt (6) oder zu L-Glycerinaldehyd-3-phosphat phosphoryliert werden kann (7,8), aber über den Anteil dieser möglichen Stoffwechselwege am Sorboseumsatz und über mögliche Stoffwechseleffekte ist so gut wie nichts bekannt. Bedenkt man darüber hinaus Berichte über hämolytische Effekte (9,10) sowie über Lebervergrößerung, Anstieg der Lactatdehydrogenase im Plasma und Vermehrung eosinophiler Zellen (11), so erscheinen eingehendere Untersuchungen unerläßlich, bevor Sorbose mit gutem Gewissen empfohlen werden kann.

II. Stoffwechsel und Stoffwechselwirkungen im Darm

Sorbit und Xylit werden langsam resorbiert, Disaccharidalkohole werden langsam gespalten. Deshalb gelangen diese Stoffe resp. auch ihre Spaltprodukte (Glucose, Sorbit, Mannit) in tiefere, bakterienbesiedelte Darmabschnitte. Aus diesen physiologischen Verhältnissen ergeben sich verschiedene Effekte.
Erstens führt die Spaltung zu einer Verzögerung der Resorption des Spaltprodukts Glucose und der übrigen Spaltprodukte, von denen Sorbit dann erst in der Leber mit Verzögerung in Glucose umgewandelt wird. Dies ergibt eine geringere Insulinstimulierung und einen geringeren und allmählicheren Glucoseanstieg im Blut im Vergleich zu rasch resobierbaren Kohlenhydraten wie Saccharose, Maltose oder Glucose. Dieser Effekt ist die Grundlage für den Einsatz der Zuckeraustauschstoffe in der Diabetesdiät. Auch für die Monomeren Xylit und Sorbit ist diese Abflachung der Glucosekinetik gezeigt worden, sowohl bei intravenöser Zufuhr (12, 13) als auch bei oraler Belastung (14, 15, 16, 17) und bei praxisorientiertem Einbau in eine Diät (18, 19). Nicht nur langsame Spaltung, Resorption und Umwandlung tragen zur geringeren Belastung der Glucoseregulation bei, sondern auch die Tatsache, daß die Bausteine der Zuckeraustauschstoffe nicht vollständig in Glucose umgewandelt werden. Für die Bausteine von Palatinit hat ZIESENITZ (20) folgende Umwandlungsquoten in Glucose gemessen: Mannit 6 %, Sorbit 20 %, Glucosylmannit 39 % und Glucosylsorbit 42 %. Ähnliche Verhältnisse scheinen für Maltit und seine Bausteine

zu gelten. Es spielt dabei auch eine Rolle, daß Sorbit die Glucoseresorption hemmt.
Zweitens werden die in tiefere Darmabschnitte gelangenden Moleküle osmotisch wirksam und drittens werden sie durch die Darmflora metabolisiert.
Ich möchte auf den ersten Punkt (verlangsamte Resorption) und auf den dritten Punkt (Metabolisierung durch Darmbakterien) noch etwas näher eingehen.
Über Spaltungsgeschwindigkeit von Disaccharidalkoholen und die Resorption des Spaltprodukts Glucose gehen die Angaben sehr weit auseinander. Dies hängt ganz einfach von der Versuchsanordnung ab. Abbildung 2 zeigt kinetische Daten von SIEBERT (21, 22).

Kinetische Daten der Glycosidspaltung durch menschliche Jejunalschleimhaut (SIEBERT)

	K_m (mM)	V_{max} (μMol/min x mg)
Maltose	9	0,9
Maltit	13	0,112
Malbit®	50–70	0,25–0,31
Palatinit®	5	0,035
Glucosylglucitol	8	0,067
Glucosylmannitol	11	0,032

Abbildung 2

Es geht daraus klar hervor, daß die Spaltungsgeschwindigkeit aufgrund der Michaelis-Menten-Beziehung von der Substratkonzentration abhängt. Für Maximalgeschwindigkeit ist eine 5–10fach höhere Konzentration erforderlich als die Michaeliskonstante. Somit macht es einen erheblichen Unterschied, ob man eine einmalige orale Belastung durchführt oder ob man den Zuckeralkohol in kleinere Portionen den Mahlzeiten zusetzt. Im letzten Fall, der ja dem Sinn der Anwendung entspricht, werden nur geringe Konzentrationen, geringe Spaltungsgeschwindigkeiten und somit geringfügige Anstiege der Blutglucose erreicht.
Zum letzten Punkt. Darmbakterien vergären Polyole, Glucose und Disaccharidalkohole. Dabei entsteht Biomasse und es entstehen Spaltprodukte wie Milchsäure, niedere Fettsäuren und Gase wie Wasserstoff oder Methan, die teilweise resorbiert werden. Säuren, Gase und osmotische Effekte bewirken die Diarrhöe, die bei nicht-adaptierten Versuchspersonen auftritt,

wenn sie zu große Mengen an Zuckeraustauschstoffen auf einmal bekommen. Die Adaptation, die man beobachtet, geht wohl auf eine Umstellung der Darmflora zurück, die etwa 5 Tage benötigt. Man nimmt an, daß sie zugunsten von Lactobazillen erfolgt, die andere weniger erwünschte Keime zurückdrängen. Dies wäre ein Effekt, wie man ihn therapeutisch bei Lebercirrhose durch Anwendung von Lactulose anstrebt. In der keimfreien Ratte entstehen keine Gärungsprodukte, aber es konnte gezeigt werden, daß der Dickdarm zur enzymatischen Spaltung von Glucosylsorbit und Glucosylmannit befähigt ist (23). Gärungsprodukte wie Essigsäure, Propionsäure, Buttersäure werde resorbiert und können vom Wirtsorganismus verwertet werden. Damit kommen wir zum 3. Abschnitt.

III. Auswirkungen der Vorgänge im Darm auf den Organismus

Zwischen Darmflora und Organismus besteht eine Symbiose. Die Darmbakterien gewinnen und nutzen die Energie, die bei der Umwandlung der Hexosen oder Hexite in die Spaltprodukte verfügbar wird, und der Organismus gewinnt die Energie, die bei der Oxidation dieser Spaltprodukte verfügbar wird. Dies ist die Differenz, also weniger, als bei der direkten Oxidation einer Hexose anfallen würde.
Abbildung 3 zeigt dies am Beispiel der Essigsäure.

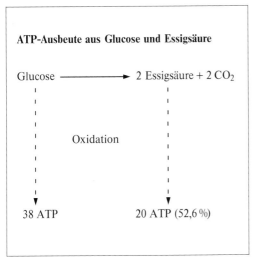

Abbildung 3

In Abbildung 4 sind etwas wirklichkeitsnäher die Vorgänge am Beispiel eines Gemisches dargestellt, welches der Gärungsgleichung von MILLER und WOLIN entspricht (24).

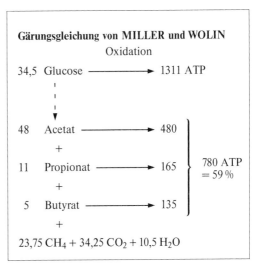

Abbildung 4

Zu ähnlichen Werten kamen ZIESENITZ und SIEBERT bei Berechnung über den physikalischen Brennwert (25). Rechnet man nun noch gewisse Verluste in Kot und Harn ein, so müßte die energetische Nutzung der Zuckeraustauschstoffe bei etwa 50 % liegen. Wie weit stehen Messungen mit dieser theoretischen Ableitung in Einklang?
GRUPP und SIEBERT (22) haben die energetische Effizienz von Palatinit im Vergleich zu Saccharose an Ratten bei Gewichts-Erhaltung und im Wachstumsversuch gemessen. Die Ergebnisse zeigen eine um 20–40 % verminderte energetische Nutzung, wenn das Futter 34,5 % Palatinit enthält. Die Autoren berechnen für den Fall, daß Palatinit allein für die Abnahme der energetischen Nutzung verantwortlich wäre, eine energetische Effizienz für Palatinit im Erhaltungsversuch von knapp 50 %. Mit indirekter Kalorimetrie an gesunden Versuchspersonen wurde eine um gut 50 % verringerte Energieausbeute gemessen. ZINNER und KIRCHGESSNER (26) stellen im Schlachtkörperversuch an Ratten einen um 33 % niedrigeren Energieansatz bei Palatinitzulage im Vergleich zu isokalorischer Saccharosezulage fest. Man kann somit die Zuckeraustauschstoffe mit Recht als „kalorienreduziert" bezeichnen, muß sich allerdings darüber im Klaren sein, daß dieser Effekt im Rahmen einer Gesamtdiät mit beispielsweise 20–30 g Zuckeraustauschstoff pro Tag nicht sehr ins Gewicht fällt. Fassen wir also zusammen, so bestehen alle Zuckeraustauschstoffe aus Bausteinen, deren Stoffwechsel gut bekannt ist, sehen wir einmal von der Sorbose ab, die weiterer Abklärung bedarf. Diese Bausteine haben keine nachteiligen Stoffwechselwirkungen, wohl aber eine Reihe erwünschter Wirkungen, wie die Abflachung der Glucose-Kinetik, die geringe kario-

gene Wirkung, die nicht mein Thema ist, und die geringere energetische Effizienz. So bleibt als Effekt, der in eine Nutzen-Risiko-Abwägung eingehen muß, nur die Diarrhöe, die bei zu hoher Dosierung bei empfindlichen und nicht-adaptierten Personen auftreten kann. Bei vernünftiger Dosierung und bei langfristiger Anwendung bei adaptierten Personen ist die Gefahr einer Diarrhöe minimal. Man muß sich klar machen, daß man es in aller Regel mit adaptierten Personen zu tun haben wird, denn nur bei langfristiger, ja dauernder Anwendung sind Zuckeraustauschstoffe zur Kariesverhütung sinnvoll.

Literatur

1. Scheinin, A., Mäkinen, K. K. (eds): Turku-Sugar-Studies I-XXI. Acta Odont. Scand. 33, Suppl. 70, (1975)
2. Mäkinen, K. K.: Biochemical Principles of the Use of Xylitol in Medicine and Nutrition with Special Consideration of Dental Aspects. Experientia Suppl. 30, Birkhäuser, Basel, Stuttgart 1978
3. Hadorn, B., Leuthardt, F., Ménard, E., Vischer, D.: Die Substratspezifität der Leberalkoholdehydrogenase. Helv. chim. Acta 46, 2003–2008 (1963)
4. Leuthardt, F., Wolf, H. P.: Über die Glycerindehydrogenase der Leber. II. Helv. chim. Acta 37, 1732–1733 (1954)
5. Hadorn, B., Ménard, E., Vischer, D., Leuthardt, F.: Über die Stereospezifität der Alkoholdehydrogenase der Leber. Helv. physiol. pharmacol. Acta 20, C 29–C 30 (1962)
6. Landau, B. R., Merlevede, W.: Initial reactions in the metabolism of D- and L-glyceraldehyde by rat liver. J. biol. Chem. 238, 861–867 (1963)
7. Lindberg, O.: Phosphorylation of glyceraldehyde, glyceric acid and dihydroxyacetone by kidney extracts. Biochim. biophys. Acta 7, 349–353 (1951)
8. Bublitz, C., Kennedy, E. P.: Synthesis of phosphatides in isolated mitochondria. III. The enzymatic phosphorylation of glycerol. J. biol. Chem. 211, 951–961 (1954)
9. Kistler, A., Keller, P.: Haemolysis of dog erythrocytes by sorbose in vitro. Experientia 33, 1379–1380 (1977)
10. Keller, P., Kistler, A.: The haemolytic effect of sorbose in dogs. Experientia 33, 1380–1381 (1977)
11. Siebert, G., Romen, W., Schnell-Dompert, E., Hannover, R.: Wirkungen von L-Sorbose auf die intakte Ratte. Infusionstherapie 7, 271–275 (1980)
12. Bickel, H.: Comparative study of the balance and metabolic effects of postoperatively infused carbohydrates. In: Monosaccharides and Polyols in Nutrition, Therapy and Dietetics. (G. Ritzel, G. Brubacher eds.). Int. Z. Vit. Ernährungsforschg., Suppl. 15, 131–145 (1976)
13. Ahnefeld, F. W., Halmágyi, M., Milewski, P.: Glucose und Glucoseaustauschstoffe in der Infusionstherapie des operativen Bereichs. In: Monosaccharides and Polyols in Nutrition, Therapy and Dietetics. (G. Ritzel, G. Brubacher eds.). Int. Z. Vit. Ernährungsforschg. Suppl. 15, 242–251 (1976)
14. Mehnert, H.: Zuckeraustauschstoffe in der Diabetesdiät. In: Monosaccharides and Polyols in Nutrition, Therapy and Dietetics. (G. Ritzel, G. Brubacher eds.). Int. Z. Vit. Ernährungsforschg. Suppl. 15, 295–324 (1976)
15. Bäßler, K. H., Prellwitz, W., Unbehaun, V., Lang, K.: Xylitstoffwechsel beim Menschen. Zur Frage der Eignung von Xylit als Zuckerersatz beim Diabetiker. Klin. Wschr. 40, 791–793 (1962)
16. Müller-Hess, R., Geser, C. A., Bonjour, J. P., Jequier, E., Felber, J. P.: Effects of oral xylitol administration on carbohydrate and lipid metabolism in normal subjects. Infusionstherapie 2, 247–252 (1975)
17. De Kalbermatten, N., Ravussin, E., Jequier, E., Felber, J. P.: Comparison of glucose, fructose, sorbitol and xylitol utilization in man during insulin suppression. Diabetologia 13, 389 Abstr. 67 (1977)
18. Hassinger, W., Cordes, U., Krause, U., Wolff, E., Beyer, J., Bäßler, K. H.: Investigation on insulin requirement after oral administration of xylitol in comparison to sucrose in diabetic patients. Diabetologia 15, 237, Abstr. 137 (1978)

19. Hassinger, W., Sauer, G., Cordes, U., Krause, U., Beyer, J., Bäßler, K. H.: The effects of equal caloric amounts of xylitol, sucrose and starch on insulin requirements and blood glucose levels in insulin-dependent diabetics. Diabetologia 21, 37–40 (1981)
20. Ziesenitz, S. C.: Bioavailability of glucose from Palatinit. Z. Ernährungswiss. 22, 185–194 (1983)
21. Siebert, G.: Zuckeraustauschstoffe – Prinzipien und Bewertung. Vortrag vor Forschungskreis der Ernährungsindustrie e. V., Würzburg 1982.
22. Grupp, U., Siebert, G.: Metabolism of hydrogenated Palatinose, an equimolar mixture of α-D-Glucopyranosido-1,6-sorbitol and α-D-Glucopyranosido-1,6-mannitol. Res. Exp. Med. (Berl.) 173, 261–278 (1978)
23. Siebert, G., Ziesenitz, S. C.: Dickdarmfunktion und Energieausbeute aus Palatinit. I. Versuche an keimfreien Ratten. In: Die Verwertung der Nahrungsenergie durch Mensch und Tier (C. Wenk, M. Kronauer, Y. Schutz, H. Bickel, Hrsg.), S. 135–137. Wissenschaftliche Verlagsgesellschaft, Stuttgart 1985.
24. Miller, T. L., Wolin, M. J.: Fermentation by saccharolytic intestinal bacteria. Am. J. Clin. Nutr. 32, 164–172 (1979)
25. Ziesenitz, S. C., Siebert, G.: Dickdarmfunktionen und Energieausbeute aus Palatinit. II. Mikrobielle Nutzung: Säuremuster, Glucose-Bioverfügbarkeit und H_2/CH_4-Bildung. In: Die Verwertung der Nahrungsenergie durch Mensch und Tier (C. Wenk, M. Kronauer, Y. Schutz, H. Bickel, Hrsg.), S. 151–154. Wissenschaftliche Verlagsgesellschaft, Stuttgart 1985
26. Zinner, P. M., Kirchgessner, M.: Zur energetischen Verwertung von Palatinit. Z. Ernährungswiss. 21, 272–278 (1982)

5.1 Diskussion zum Vortrag von Herrn Bäßler

Bergmann, Berlin:

Ich habe einen Kommentar abzugeben zu der Frage: Warum essen denn Menschen überhaupt Zucker? Neuere Forschungsergebnisse beginnen Licht in diesen Bereich zu werfen. Es sind Ergebnisse über die Beziehung von einzelnen Nahrungsfaktoren zu der Befindlichkeit des Menschen. Eine Gruppe dieser Nahrungsfaktoren sind die Kohlenhydrate und insbesondere Zucker. Ich beschäftige mich mit der Behandlung Adipöser und habe mit großem Interesse festgestellt, daß Adipöse aus meiner Erfahrung und auch nach der Literatur gar nicht so sehr Zuckerschlecker, sondern eher Fettesser sind. Es gibt aber Untergruppen von Adipösen, die ausgesprochen starke Zuckerschlecker sind. Bei solchen Personen sind Untersuchungen über die Serotoninbildung vorgenommen worden, und es hat sich gezeigt, daß diese Personen Zucker essen, um damit ihre Serotoninbildung anzuwerfen. Es gibt auch andere Anhaltspunkte dafür, daß Zucker vom Organismus für die Stimulation der Katecholaminsynthese verwendet werden. Ist es dann überhaupt denkbar, daß wir diese Funktion, ich nenne es einmal eine Funktion von Zuckern, durch Zuckeraustauschstoffe ersetzen können, deren Effekte auf die Befindlichkeit und Bildung von Neutrotransmittern uns bisher überhaupt nicht bekannt sind. Die Erfahrungen aus Ländern, in denen Zuckeraustauschstoffe vielleicht sehr viel breiter eingesetzt werden als in der Bundesrepublik, z. B. in der Schweiz, legen es nahe, daß Zuckeraustauschstoffe zusätzlich zum Zucker konsumiert werden und den Zucker keineswegs ersetzen.

Siebert, Würzburg:

Wenn Glukose aufgenommen wird, stimuliert frisch ausgeschüttetes Insulin den Transport von Aminosäuren, insbesondere Tryptophan, durch die Bluthirnschranke. Auf diesem indirekten Wege regt eine Glukoseaufnahme die Transmitterbildung an.

Großklaus, Berlin:

Ich habe zwei Fragen an Herrn Bäßler. Sie sagten richtig, daß man bei der Spaltungsgeschwindigkeit aufgrund der Michaeliskonstanten und bei der Versuchsanordnung die Konzentrationsabhängigkeit berücksichtigen muß. Meine erste Frage: Habe ich Sie richtig verstanden, daß Sie sagten, daß bei einer niedrigen Konzentration im Gegensatz zu einer höheren praktisch keine Spaltungen erfolgen? Die zweite Frage bezieht sich auf die energetische Nutzung. Ich meine, wie Sie richtig ausführten, daß die bislang wenig beachtete sog. nachträgliche kalorische Nutzung über die Darmbakterien für den Wirtsorganismus mit berücksichtigt werden muß. Die Frage zielt auf die Beeinflussung des Stoffwechsels durch Zuckeraustauschstoffe in Abhängigkeit von deren Verfügbarkeit ab. Anders formuliert, ob sie bei niedriger Dosierung im Dünndarm schon gespalten werden und z. B. bei Maltit als intaktes Glukose- und Sorbitmolekül aufgenommen und damit vollständig energetisch verwertet werden können. In diesem Fall also 17 KJ pro Gramm, wenn man das grob anrechnet oder ob bei höherer Dosierung ein größerer Teil des Zuckeraustauschstoffs der Dünndarmverdaulichkeit entgeht und damit in den Dickdarm zur Fermentation gelangt? Wie Sie richtig nach der Gleichung von Miller und Wolin aufgezeigt haben, sind dann nur noch 60 % des Moleküls für den Organismus verfügbar, also ca. 10 KJ pro Gramm. Das ist meines Erachtens die entscheidende Frage, denn bei unterschiedlicher Verfügbarkeit kommt man dann eben auch zu verschiedenen energetischen Ausnutzungsgraden.

Bäßler, Mainz:

Zur ersten Frage: Ich wollte nicht sagen, daß geringe Dosen nicht gespalten werden, sie werden langsamer gespalten. Sie gelangen in tiefere Darmabschnitte und werden, sofern sie noch nicht gespalten sind, jedenfalls weiß man das von der Ratte, im Dickdarm gespalten. Die energetische Nutzung durch die Darmbakterien bringt dem Organismus energetisch nichts, aber es ist ja der Sinn einer Symbiose, daß der Organismus einen Teil für die Darmbakterien zur Verfügung stellt. Diese Darmbakterien bestreiten damit ihre energetischen Bedürfnisse, ihr Wachstum usw. Das ist der Anteil, der an der energetischen Nutzung verlorengeht und zur Reduktion führt. Letzten Endes hängt es von den Darmbakterien ab, wieviel dem Organismus an Energie entzogen wird.

Siebert, Würzburg:

Die Resorptionsvorgänge für alle hier in Betracht gezogenen Substanzen, also insbesondere die Polyole, sind passiver Natur, also strikt vom Konzentrationsgradienten abhängig. Daher ist der Prozentsatz, der über die Länge des Dünndarms resorbiert wird, dosisunabhängig.

Heyns, Hamburg:

Herr Bäßler, Sie sprachen von einer 50 %igen energetischen Nutzung. In der Produktbeschreibung von

Malbit® steht „about 25 % of Malbit® are metabolized by the organism", in „Swiss Food" hatte Polydextrose diese Anzeige: 1 Gramm = 1 Kalorie; das sind auch 25 %. Das würde also mit Ihren Angaben nicht übereinstimmen.

Bäßler, Mainz:

Ich weiß nicht, wie man zu diesen Zahlen gekommen ist, ich kann also nur sagen, was man theoretisch berechnen kann und was bisher an Messungen gemacht worden ist. Das liegt eben so um die 50 %. Es wären auch andere Zahlen denkbar, wenn andere Verhältnisse bestehen, wenn mehr ausgeschieden wird, aber dafür gibt es nach meinem Wissen z. Z. keine konkreten Unterlagen.

Siebert, Würzburg:

Für Malbit® habe auch ich keine Möglichkeit, die Angabe von 25 % nachzuvollziehen. Bei Polydextrose sei, so wird gesagt, der Betrag an abgespaltener Glukose aus unbekannter Bindung so klein, daß nicht etwa aus Gründen der metabolischen Symbiose, sondern aus Gründen der Verdaulichkeit der Polydextrose die energetische Nutzung bei 25 % liege. So sind also unterschiedliche Gründe vorhanden, warum man auf 25 % energetische Nutzung kommt, wenn diese Zahl stimmt.

Großklaus, Berlin:

Bei Wiederkäuern macht die Resorption der kurzkettigen Fettsäuren praktisch 80 % des Energiestoffwechsels aus. Beim Menschen weiß man, daß diese kurzkettigen Fettsäuren auch resorbiert werden, bloß unter relativ ballaststoffarmer Ernährung macht das ungefähr 2 % des Energiestoffwechsels aus, was also zu vernachlässigen ist. Bei Adaptation an größere Mengen sog. unverdaulicher Kohlenhydrate, sei es bei vegetarischer Kost oder hier im speziellen Fall nach Zuckeraustauschstoffen, wird meines Erachtens natürlich auch dieser Beitrag der nachträglichen kalorischen Rettung, der in Form von kurzkettigen Fettsäuren resorbiert wird, größer. Deshalb ergeben sich meines Erachtens auch die unterschiedlichen Ergebnisse in der Literatur, wie Prof. Heyns ausführte.

Bäßler, Mainz:

Trotzdem ist halt der Anteil größer, der weniger effizient verwertet wird, bei einem Wiederkäuer oder einem Menschen, der adaptiert ist. Er muß, um die gleiche Energie zu gewinnen, entsprechend mehr zu sich nehmen.

Siebert, Würzburg:

Die Rechnung von Miller und Wolin, die Sie gezeigt haben, Herr Bäßler, basiert auf der Annahme, daß alle niederen Fettsäuren resorbiert werden. Man kann es ja durch Stuhlanalysen prüfen. Nun ist das, was man experimentell messen kann, niemals der wahre Wert, denn die Kolonozyten, die Schleimhautauskleidung des Kolons, verwenden n-Buttersäure als ganz bevorzugten Brennstoff. Was man also im abfließenden Blut des Pfortaderbereichs an niederen Fettsäuren messen kann, ist immer der Wert, der durch die Eigennutzung von Kolonozyten verringert ist; diese ist auf die niederen flüchtigen Fettsäuren beschränkt. Ich meine, daß man den Gesamtbetrag an entstandenen flüchtigen Fettsäuren, so geht ja auch Ihre Rechnung, zunächst einmal dem Wirtsorganismus zuschreibt. Selbst wenn das im Einzelnen noch zu viel sein sollte, kommt doch stets zwischen 45 und 55 % energetischer Nutzung heraus.

Pölert, Bonn:

Die zur Frage von Herrn Prof. Heyns in den Raum gestellten Zahlen haben die Malbit-Hersteller etwas später selbst bestätigt. In den neueren Angaben, die sicherlich auch in einem neuen Prospekt Niederschlag finden müssen, geben sie selbst 50 % an. Jeder Zweifel an dem Grad der energetischen Nutzung von Malbit ist damit dann erledigt.

Heyns, Hamburg:

Wie Herr Zbinden es ausgedrückt hat, sind diese Stoffe zunächst einmal toxikologisch/pharmakologisch inert. Diese Produkte sind einmal von der Zuckerindustrie als Palatinit®, von der Stärkeindustrie als hydrierte Sirupe entstanden und gewissermaßen auch wie Polydextrose hausgemacht. Dieses Gebiet kommt sehr stark in Bewegung und es entstehen neue, weitere Produkte wie Diätzucker, L-Zucker, Laktit. Man besinnt sich auch wieder darauf, daß man vor zwanzig Jahren schon mal gesagt hat, wir können petrochemisch Zucker machen: wir nehmen Butadien, setzen zwei Kohlenstoffe an, machen dreimal Epoxid und spalten es auf, dann haben wir einen Hexit und zwar ein Gemisch von Hexiten und in der Petrochemie erreicht man eine Verdoppelung des Gewichtes, wenn man Sauerstoff, 6 x OH hineinbringt. Man macht also einen guten Schnitt in Hinblick auf die Ausbeute. Diese Dinge sind wieder in Bewegung. In Zukunft werden wahrscheinlich eine ganze Reihe von Stoffen entstehen, die in der Natur nicht vorkommen und in der normalen Nahrung nicht vorhanden sind.

Es gibt L-Zucker. L-Fructose z. B. wird überhaupt nicht metabolisiert, wird also offensichtlich zu 100 % ausgeschieden, ist sogar süßer als alle anderen Zucker und hat dieselbe Süße wie die D-Fructose. Diese Stoffe sind dann alle zahnschonend und nicht kariogen, aber trotzdem muß man doch fragen, wo gerät man damit hin, wenn diese Stoffe nun in größerer Zahl in die Ernährung hineingeraten?

Wenn ich katalytisch bei hoher Temperatur und Wasserstoffdruck hydriere, mache ich einen ziemlich eingreifenden chemischen Vorgang, und wenn man nur 10° höher geht, entstehen Kettenspaltungen. Man braucht also auch eine Spezifikation dieser Produkte. Das sind eine ganze Reihe von Problemen, die meiner Ansicht nach bedacht werden müßten. Ich möchte keine Teufelchen an die Wand malen, aber man muß diesen Gesichtswinkel vielleicht mal hineinnehmen. Ich wollte das mit auf den Tisch gebracht haben, damit man nicht immer nur diese drei Produkte Polydextrose, Malbit® und Palatinit®, die ja das Wesentliche der Debatte sind, im Auge hat.

Hildebrandt, Berlin:

Herr Heyns, ich bin Ihnen außerordentlich dankbar für diesen Hinweis. Als Folge dieser Probleme, die wir auch sehen, wird dieses Symposium hier veranstaltet, aber auch, weil wir die Frage der Spezifikation ganz besonders stellen müssen und die auch Ihnen, Herr Bäßler, gestellt werden müßte, sowie auch die Frage der möglichen Kombinationswirkung hinsichtlich additiver oder auch hemmender Effekte bei entsprechender Kombination von Austauschstoffen. Inwieweit ist hier z. B. in bezug auf die Zuckerspaltung eine kompetitive Hemmung vorhanden, die dazu führt, daß ich protahierte Spaltungen erreichen kann und eventuell günstige oder auch negative Effekte bekomme?

Bäßler, Mainz:

Dazu kann Herr Siebert mehr sagen, da habe ich keine eigene Erfahrung. Nun nochmals zu dem, was Herr Heyns gesagt hat. Das Problem fängt eben da an, daß wir Substanzen bekommen, deren Stoffwechsel man nicht kennt. Bisher sind wir in der Lage, daß wir den Stoffwechsel der Spaltprodukte bis ins Detail kennen, da kann man vorhersehen, was geschehen wird, man kann gezielt nach Effekten suchen. In dem Augenblick, wo das nicht mehr der Fall ist, werden die Untersuchungen viel schwieriger und müssen viel gründlicher sein.

Schöch, Dortmund:

Ich wollte noch fragen, ob das, was Herr Heyns eben über die organische Chemie ausgeführt hat, nicht in gewisser Weise auch noch als Fragezeichen hinter dem steht, was uns die Bakterien, die ja ganz offensichtlich 50 % der Energie aus diesen Substanzen saugen, bescheren und produzieren können. Denn Bakterien sind bekanntlich enorm adaptationsfähig. Um noch Herrn Bergmanns Einwand einzublenden, Kohlenhydrate braucht man natürlich, aber diese müssen nicht süß schmecken. Wenn man Kohlenhydrate in Form von Stärke liefert, hat man alles das, was der Organismus benötigt, einschließlich ggf. der verzögerten Freisetzung. Dafür brauchen wir nicht die Zuckersubstitute; die brauchen wir im Grunde wirklich nur, weil wir es mit dem Problem des süßen Geschmacks zu tun haben, auf den der Mensch eben in der Tat von klein auf fixiert ist.

6. Intestinale Nebenwirkungen als Wirkungsprinzip der Zuckeraustauschstoffe

R. Großklaus

Einleitung

Es gibt keinen Zweifel, daß als Voraussetzung für eine Zulassung von Zuckeraustauschstoffen in Lebensmitteln die Prüfung auf gesundheitliche Unbedenklichkeit absolute Priorität besitzt. Gleichfalls müssen als weitere Zulassungskriterien die technologische Notwendigkeit und ernährungsphysiologische Erfordernisse bei ihrer Verwendung in Lebensmitteln gegeben sein (§ 12 des Lebensmittel- und Bedarfsgegenständegesetzes).

Durch die gesetzliche Gleichstellung der Zuckeraustauschstoffe mit den Lebensmittelzusatzstoffen werden vor einer Neuzulassung, wie international durch die WHO empfohlen, bestimmte toxikologische Untersuchungen gefordert (1).

Die Sicherheit unserer Lebensmittel sollte somit nicht bei den Zähnen aufhören, sondern den Gesamtorganismus im Auge behalten. So kann heute aufgrund bestimmter tierexperimenteller Befunde die L-Sorbose trotz ihrer nichtkariogenen Eigenschaften nicht mehr für die Ernährung des Menschen empfohlen werden (2). Eine gesundheitliche Beurteilung der Zuckeraustauschstoffe ist demnach nur sinnvoll, wenn sie alle physiologischen und metabolischen Eigenschaften dieser Substanzen im Rahmen des Gesamtstoffwechsels mit einbezieht. Dies gilt sowohl für die möglichen Vorteile (Nutzen) als auch Nachteile (Risiken). Schon aus ethischen Überlegungen sollten m. E. ökonomische Gründe bei einer gesundheitlichen Nutzen-Risiko-Abschätzung außer Betracht bleiben (3).

Intestinale Nebenwirkungen und Toleranzschwelle

Zu den auffälligsten Nebenwirkungen gehören die durch Zuckeraustauschstoffe bedingten Durchfälle (3, 4). Nur die genaue Kenntnis des diesem osmotischen Effekt zugrundeliegenden Wirkungsprinzips erlaubt letztlich eine realistische Einschätzung des Durchfall-Risikos für den Menschen. Das Ausmaß der Toleranzschwelle der verschiedenen Zuckeraustauschstoffe bestimmt nicht nur deren Einsatzgebiete und mögliche Verzehrsmengen, sondern erfordert ggf. besondere Kennzeichnungsvorschriften, wie den Warnhinweis „kann bei übermäßigem Verzehr abführend wirken"(Abb.1); eine Forderung, die neuerdings auch von Ärzten in den USA erhoben wurde, da hier wiederholt vom Center of Disease Control behandlungsbedürftige Diarrhöen bei Kindern infolge unkontrollierter Aufnahme von Sorbitbonbons, insbesondere „Lollipops" registriert wurden (5–7).

Die Toleranzschwelle für Sorbit als Einzeldosis liegt bei Kindern unter 6 Jahren mit 10 g niedriger als bei Erwachsenen (8–17). Über den Tag verteilt können sie immerhin ca. 30 g vertragen, bevor Durchfälle auftreten können (Tabelle 1).

Toleranzschwelle für Zuckeraustauschstoffe bei nichtadaptierten Erwachsenen und Kindern (Werte in Klammern)

Stoff	Einzeldosis [g]	Tagesdosis [g]
Fructose	70	>90
Mannit	10–20	
Sorbit	20 (10)	50 (30)
Xylit	20 (10)	50 (30)
Lactit	25	
Lycasin 80/55®	40	
Maltit	30	50
Palatinit®	30 (20)	50 (45)
Polydextrose®	50	90 (20)

Tabelle 1

Die Tabelle zeigt auch, daß die laxierende Wirkung der einzelnen Zuckeraustauschstoffe aufgrund ihrer unterschiedlichen physikalisch-chemischen und biologischen Eigenschaften nicht gleich zu beurteilen ist. So wird Fructose, die für die Diabetesdiät besonders geeignet ist, am besten und Mannit am wenigsten toleriert (14, 18). Auffallend ist auch die bessere Verträglichkeit der Disaccharidpolyole (z. B. Maltit, Palatinit®) gegenüber den Monosaccharidpolyolen (z. B. Sorbit, Xylit) (19–26).

Einschränkend muß allerdings gesagt werden, daß bisher systematische, statistisch relevante Studien (27) zur Bestimmung der Toleranzschwelle, insbesondere bei Kleinkindern, fehlen. Eine derartige Forderung wurde bereits 1979 auf einem Expertentreffen der FAO/WHO erhoben, falls Kinder einen unbegrenzten Zugang zu Süßigkeiten bekommen sollen, die Zuckeraustauschstoffe enthalten (29). Bei entsprechenden Dosierungsempfehlungen sollte auch stets die individuelle Toleranzbreite berücksichtigt werden, die z. T. stark variieren kann und ebenso die Tatsache, daß eine Adaptation an größere Dosierungen durchaus möglich ist (8, 19–22, 28).

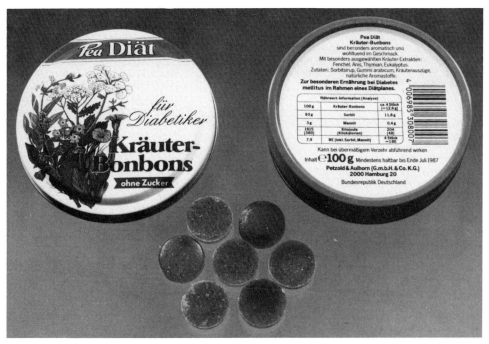

Abb. 1: Warnhinweise bei Diabetiker-Lebensmittel

Durchschnittlicher Süßwarenverzehr von Kindern: 20,1 g/Tag
Toleranzschwelle (Einzeldosis) für Sorbit: 10 g

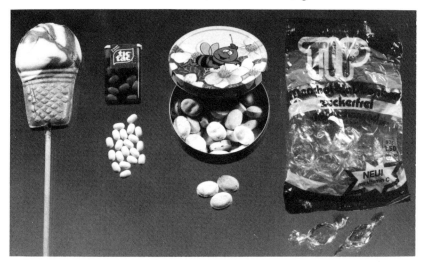

| Lollipop | Packung: 20 g | Packung: 150 g | Packung: 90 g |
| 100 g | 20 Stück = 10 g | 3 Bonbons = 10 g | 2 Bonbons = 10 g |

Abb. 2: Toleranzschwelle für Sorbit bei Kindern und übliche Verzehrsmengen einiger Süßwaren

In der Regel müssen wir aber beim Süßwarenverzehr der Kinder mit einer diskontinuierlichen und unkontrollierten Aufnahme rechnen. Beim vollständigen Austausch von Saccharose gegen Sorbit zeigt das praktische Beispiel (Abb.2), wie leicht bei Kindern die Toleranzschwelle überschritten werden kann. Ein Lollipop von 100 g hätte sicherlich trotz Warnhinweises einen durchschlagenden Erfolg! Zur Wertung der Ergebnisse der Toleranzstudien sind deshalb auch Überlegungen zur Packungsgröße und üblichen Verzehrsmenge anzustellen, zumal Kinder und Jugendliche gegenüber der Gesamtbevölkerung den höchsten Tagesverzehr an Süßwaren haben (29).

Das Verlassen des ADI-Konzeptes für Polyole durch den Wissenschaftlichen Lebensmittelausschuß der EG ist begrüßenswert (30). Jedoch kann aufgrund eigener Untersuchungen (4, 31, 32) und den evaluierten Daten aus der Literatur (vgl. Tabelle 1) angenommen werden, daß die laxierende Schwellendosis nicht bei allen Zuckeraustauschstoffen bei 20 g/Person/ Tag liegen wird.

Wirkungsprinzip der Zuckeraustauschstoffe

Aus dem Gesagten ergibt sich, daß die Zuckeraustauschstoffe hinsichtlich ihrer Eigenschaften nicht als einheitliche Gruppe zu bewerten sind. Dies erklärt sich schon aufgrund der unterschiedlichen Molekulargewichte, der chemischen Struktur und daraus resultierenden Spaltbarkeit und/oder Resorbierbarkeit bzw. Fermentierbarkeit der verschiedenen Zuckeraustauschstoffe (4, 31–33). Entscheidend ist deshalb nicht die Osmolalität der Ausgangslösung, sondern die Stärke der osmotischen Wirksamkeit der gelösten Substanz im Magen-Darm-Trakt aufgrund der o. g. Bedingungen, wobei die Konzentration in Abhängigkeit von der Dosierung nur eine dieser Variablen ist.

Positive und negative Wirkungen osmotisch wirkender Zuckeraustauschstoffe lassen sich an diesem Schema verdeutlichen (Abb. 3). Zuckeraustauschstoffe verhalten sich daher wie jede andere osmotisch wirksame Substanz.

Verzögerte Magenentleerung, Wasserflux und Fermentation im Caecum bzw. Dickdarm sind die entscheidenden Einflußgrößen in diesem physiologischen Balanceakt, der sich nur in vivo und in Abhängigkeit von der Dosis der jeweiligen Substanz darstellen und beurteilen läßt.

Bei der Regulation hat der Organismus die Aufrechterhaltung der Isotonie zum Ziel. Wird diese gestört, z. B. durch die Aufnahme von Nahrung bzw. hyperosmolaren Lösungen, so setzen zur Aufrechterhaltung der Homöostase mehrere ineinandergreifende Regelvorgänge ein:

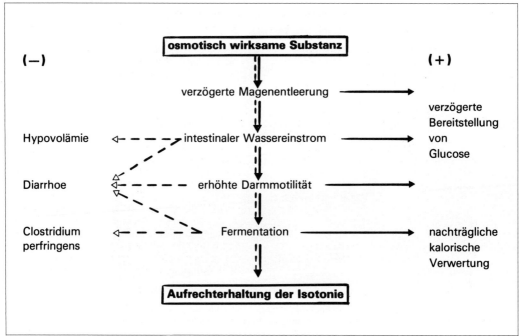

Abb. 3: Wirkungsprinzip der Zuckeraustauschstoffe

So bewirkt zunächst die verzögerte Magenentleerung, die im wesentlichen von der Anfangsosmolalität und nicht der kalorischen Dichte des Nahrungsbreies abhängt (4, 34), eine geringere Desorganisation der Tonizität im Dünndarm. Bei operiertem Magen oder direkter Perfusion in den Dünndarm ist deshalb wegen der fehlenden Regelfunktion des Magens mit einer stärkeren Dysregulation zu rechnen (4, 35–39).

Durch Wassereinstrom von Plasmawasser in den Dünndarm wird die osmotische Konzentration weiterhin konstant gehalten (4, 31). Dieses Zusammenspiel von verlangsamter Magenentleerung und Wassersekretion ins Lumen ermöglicht so die Aufrechterhaltung der Isotonie im Dünndarm. Durch plötzlichen Entzug des Plasmawassers kann es zur Hypovolämie wie beim Dumpingsyndrom kommen (35, 36). Auch läßt sich bei Zuckeraustauschstoffen in Abhängigkeit von der Dosis eine beschleunigte Magen-Darm-Passage infolge erhöhter Darmmotilität feststellen (40, 41).

Dabei entfalten leicht spaltbare und aktiv resorbierbare Substanzen wie Saccharose bzw. Glucose relativ wenig osmotische Aktivität, da sie den Magen-Darm-Trakt schnell verlassen. Dies führt wiederum zu einem schnellen Blutzuckeranstieg. Zuckeraustauschstoffe, die nur langsam und teilweise unvollständig resorbiert werden können, sind deshalb im Darm länger anwesend und verursachen dadurch größere osmotische Änderungen (4, 31).

Die stattfindende Osmoregulation ist damit das entscheidende Wirkungsprinzip der Zuckeraustauschstoffe für die verzögerte Bereitstellung von Glucose, was insbesondere für den Diabetiker von Vorteil ist. Das Prinzip „If a little is good, a lot is better" führt, wie die Praxis es zeigt, bei vielen Diabetikern leider in Unkenntnis dieser Zusammenhänge zu wiederholten Durchfällen. Diese sind oft von heftigen Darmtenesmen begleitet.

Infolge des erhöhten Wassereinstromes und der gesteigerten Darmmotilität nimmt die Absorptionsrate im Dünndarm bei zunehmender Dosierung weiterhin ab, so daß mehr unverdaute Anteile der Zuckeraustauschstoffe im Dickdarm erscheinen. Demzufolge ist ohne vorhergehende Gewöhnung die Ausscheidungsrate erhöht.

Die Diarrhöe wird letzten Endes als das Unvermögen des Dickdarms betrachtet, die unverdauten Nahrungsreste, welche durch die Ileocaecalklappe kommen, zu retten (42). Gleichzeitig treten auch z.T. erhebliche Wasser- und Elektrolytverluste auf.

Eine weitere bislang wenig untersuchte Möglichkeit, die osmotisch wirksame Substanz zu eliminieren, besteht in der Fermentation, d. h. mikrobiellen Abbau im Dickdarm. Bei der Fermentation von unverdauten Anteilen der Zuckeraustauschstoffe entstehen als Endprodukte nicht nur inerte Darmgase, sondern unter anderem auch metabolisierbare kurzkettige Fettsäuren, welche wiederum im Dickdarm

resorbiert und dann im Organismus energetisch genutzt werden können. Man spricht deshalb von einer nachträglichen „kalorischen Rettung" der ansonsten mit den Fäzes unverdaut ausgeschiedenen Nährstoffe (32, 33, 43, 44).

Das schon von Thannhauser und Meyer 1929 (8) beschriebene Phänomen, daß bei einschleichender Dosierung von Sorbit eine bessere Verträglichkeit erreicht wurde, beruht, wie wir heute wissen, auf einer Vermehrung der Darmbakterien und damit Erhöhung der Fermentationskapazität des Dickdarmes. Bei Ratten wurde nach Verfütterung von Xylit und Sorbit außer der Zunahme der Gesamtkeimzahl ferner eine Selektion von gram-positiven Bakterien beobachtet (45, 46). Jedoch findet eine Gewöhnung nicht in jedem Falle statt, wie auch die Menge eines bestimmten Zuckeraustauschstoffes, die auf diese Weise toleriert werden kann, individuell sehr verschieden ist (32, 47, 48).

So wurden in Versuchen bei Ratten trotz einschleichender Dosierung mit Xylit in 50 % der Fälle weiterhin Diarrhöen beobachtet, die mit einer Vermehrung von Clostridium perfringens-Keimen in Zusammenhang gebracht wurden (49, 50).

Bei höherer Zufuhr von im Dünndarm nicht absorbierten Zuckeraustauschstoffen wird aber ab einer bestimmten Dosis auch die Fermentationskapazität überschritten und es kommt wiederum zum Auftreten von Diarrhöen bzw. zu negativen Veränderungen der Stoffwechselbilanzen von Nahrungsenergie, Elektrolyten und Wasser (48).

Dennoch läßt sich ersehen, welchen wichtigen Beitrag die Bakterienflora des Dickdarmes zur Aufrechterhaltung der Isotonie leistet, so daß durch die Gewöhnung im allgemeinen das Durchfall-Risiko gesenkt werden kann (32, 48, 51).

Dosis-Wirkungsbeziehungen

In diesem Balanceakt sind Nutzen und Risiko gleichfalls miteinander gekoppelt (4, 31, 32). Dabei spielt die Dosis die entscheidende Rolle (vgl. Abb. 3). Während zur Erzielung eventueller toxischer Wirkungen unphysiologisch hohe Testdosen erforderlich sind, sollte für die ernährungsphysiologische Beurteilung der Zuckeraustauschstoffe von Experimenten mit realistischen Substanzmengen ausgegangen werden. Hierbei sind die auftretenden intestinalen Nebenwirkungen insbesondere die Durchfälle der limitierende Faktor für einen uneingeschränkten Verzehr von Zuckeraustauschstoffen.

Am Beispiel des Maltits, eines hinsichtlich seiner osmotischen Wirksamkeit relativ günstig einzustufenden neuen Zuckeraustauschstoffes (vgl. Tabelle 1), möchte ich Ihnen die geschilderten Zusammenhänge anhand einiger Dosis-Wirkungskurven aufzeigen.

Bei Maltit handelt es sich chemisch um ein 4-0-α-D-
Glucopyranosyl-D-glucit mit einem Molekularge-
wicht von 344,4 (Abb. 4). Er ist auch Hauptbestandteil
der hydrierten Glucosesirupe (z. B. Lycasin®, Malbit®
liquid). Die 1,4 glykosidische Bindung zwischen dem
Glucose- und Sorbitmolekül soll im Vergleich zur
Maltose durch entsprechende Enzyme im Dünndarm
nicht oder kaum spaltbar sein (52, 53). Es ist jedoch zu
bemerken, daß die Spaltungsgeschwindigkeit von
Maltit konzentrationsabhängig ist. So wurde bei neueren Messungen mit Dünndarmmucosa von Mensch
und Ratte festgestellt, daß die Hydrolyserate zunächst
mit ansteigender Konzentration von Maltit zunimmt.
Erst bei einer Konzentration von ca. 50 mM tritt dann
eine Hemmung der Reaktion durch das Substrat ein
(54, 55). Dies entspricht ungefähr einer Dosis von
0,5 g/kg Körpergewicht.

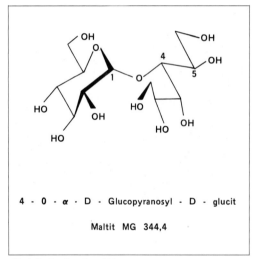

Abb. 4: Strukturformel von Maltit

Anders formuliert: Bei einer Dosierung unterhalb
der Toleranzschwelle, die bei Mensch und Ratte sehr
unterschiedlich ist, wird aufgrund der niedrigen Konzentration Maltit im Dünndarm zwar verlangsamt,
aber dennoch fast vollständig gespalten und als
Glucose bzw. Sorbit absorbiert (4, 31, 56, 57). Erst bei
zunehmender Dosierung und Überschreiten der
Toleranzschwelle nimmt dann aufgrund der Substrat-
hemmung (53, 54), der gesteigerten Wasserretention
(4, 31) sowie beschleunigten Magen-Darm-Passage
(31, 40, 41, 52) die Dünndarmverdaulichkeit und
damit der Anteil der absorbierten Dosis deutlich ab
(Abb. 5).
Gleichzeitig steigt dosisabhängig ohne vorhergehende Gewöhnung die Ausscheidungsrate drastisch an
(31, 54, 58–60). Wie ersichtlich, wird unterhalb der
Toleranzschwelle sowohl von Ratte als auch Mensch
Maltit kaum noch ausgeschieden (Abb. 6).

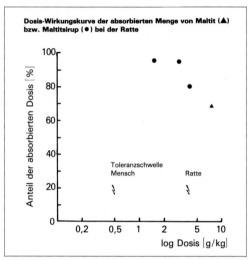

Abb. 5: Dosis-Wirkungskurve der absorbierten Menge von Maltit (▲)
bzw. Maltit-Sirup (●) bei der Ratte

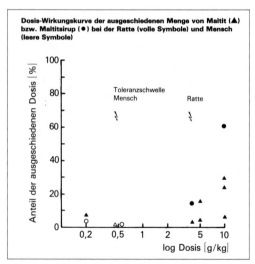

Abb. 6: Dosis-Wirkungskurve der ausgeschiedenen Menge von Maltit
(▲) bzw. Maltit-Sirup (●) bei der Ratte (volle Symbole) und Mensch
(leere Symbole)

Der Anteil der absorbierten bzw. ausgeschiedenen
Menge hat natürlich einen entscheidenden Einfluß
auf die energetische Verwertung eines Zuckeraustauschstoffes, wie hier anhand der Körpergewichts-
zunahmen von mit Maltit bzw. Maltit-Sirup gefütterten Ratten zu sehen ist (Abb. 7). Die Werte wurden
anhand von Daten aus der Literatur berechnet (61–
65). Konsequenterweise kommt es deshalb erst bei
Überschreiten der Toleranzschwelle zu einer verminderten energetischen Nutzung und damit geringeren

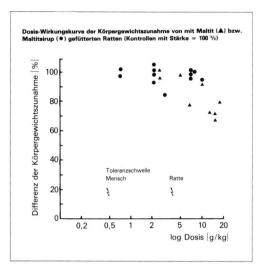

Abb. 7: Dosis-Wirkungskurve der Körpergewichtszunahme von mit Maltit (▲) bzw. Maltit-Sirup (●) gefütterten Ratten (Kontrollen mit Stärke = 100 %)

Körpergewichtszunahme gegenüber den Kontrolltieren (32, 42, 43, 48, 54, 55).
So ist es m. E. unzulässig, anhand von Tierversuchen, bei denen Durchfälle registriert wurden, die energetische Bewertung von Maltit vorzunehmen (61, 62, 66). Auch kamen hier (Abb. 7) sehr hohe Dosen zur Anwendung (5–17,5 g/kg), welche auf den Menschen übertragen bei einem Probanden von 60 kg Körpergewicht einer Menge von 300–1050 g Maltit entsprechen würden! Im Gegensatz dazu wurden bei niedrigen Dosen (<3 g/kg) in Fütterungsversuchen mit Ratten keine Unterschiede im Körpergewichtsverlauf gegenüber den Kontrolltieren beobachtet (62,63–65).
Die Kenntnis der Dosis-Wirkungsbeziehungen ist die Voraussetzung für eine realistische Nutzen-Risiko-Abschätzung. Das dabei zu berücksichtigende Wirkungsprinzip der Zuckeraustauschstoffe erlaubt somit eine sinnvolle Extrapolation von Tierdaten auf den Menschen. Die klinische Prüfung am Menschen kann nur der Schlußstein bei der gesundheitlichen Bewertung der Zuckeraustauschstoffe sein. Dabei wird die Schwierigkeit nicht verkannt, derartige Stoffe auch an Kindern prüfen zu müssen, zumal sie die Zielgruppe bei dem möglichen Einsatz von Zuckeraustauschstoffen im Kampf gegen Karies sein sollen (3).

Zusammenfassung und Schlußfolgerung

Der gesundheitliche Verbraucherschutz erfordert eine breite Absicherung der „gesundheitlichen Unbedenklichkeit" von Lebensmittelinhaltsstoffen im allgemeinen, bevor sie zum Einsatz in der menschlichen Ernährung kommen können.

Allen Zuckeraustauschstoffen sind intestinale Nebenwirkungen gemeinsam, da sie im Vergleich zu „klassischen" Zuckern nur langsam resorbiert werden können.
Diese Nebenwirkungen sind jedoch stoff-, dosis- und altersabhängig. So besteht besonders bei Kleinkindern ein erhöhtes Durchfallrisiko, zumal diese Altersgruppe und Jugendliche gegenüber der Gesamtbevölkerung den höchsten Süßwarenverzehr haben.
Letztlich sollte eine Nutzen-Risiko-Bewertung bei Zuckeraustauschstoffen unter praxisnahen Bedingungen erfolgen. Dabei ist die Kenntnis von Dosis-Wirkungsbeziehungen erforderlich.

Literatur

(1) WHO: Toxicological evaluation of certain food additives with a review of general principles and of specifications. 17th Report of the Joint FAO/WHO Expert Committee on Food Additives. Wld. Hlth. Org. techn. Rep. Ser. 539, Geneva, 1974
(2) Siebert, G., Romen, W., Schnell-Dompert, E., Hannover, R.: Wirkungen von L-Sorbose auf die intakte Ratte. Infusionstherapie 5: 271–275 (1980)
(3) Eberle, G.: Zur Prophylaxe der Zahnkaries durch Zuckersubstitute. Zbl. Bakt. Hyg., I. Abt. Orig. B 179: 477–495 (1984)
(4) Lorenz, S., Großklaus, R.: Nutzen-Risiko-Analysen neuer Zuckeraustauschstoffe. SozEp-Berichte 5/1982. Dietrich Reimer Verlag, Berlin 1982
(5) Hyams, J. S.: Sorbitol intolerance: an unappreciated cause of functional gastrointestinal complaints. Gastroenterology 84: 30–33 (1983)
(6) Anonymous: Sorbitol-sweetened candies linked to outbreak of diarrhea. Fd. Chem. News, page 10, Sept. 17, 1984
(7) Anonymous: Sorbitol label warning enforcement delegated to states, cities. Fd. Chem. News, page 9, June 17, 1985
(8) Thannhauser, S. J., Meyer, K. H.: Sorbit (Sionon®) als Kohlenhydratersatz für den Diabeteskranken. Münch. med. Wschr. 76: 356–360 (1929)
(9) Ellis, F. W., Krantz, Jr. J. C.: Sugar alcohols – XXII. Metabolism and toxicity studies with mannitol and sorbitol in man and animals. J. Biol. Chem. 141: 147–154 (1941)
(10) Adcock, L. H., Gray, C. H.: The metabolism of sorbitol in the human subject. Biochem. J. 65: 554–560 (1957)
(11) Peters, R., Lock, R. H.: Laxative effect of sorbitol. Brit. Med. J. 5097: 677–678 (1958)
(12) Steinke, J., Wood, Jr. F. C., Domenge, L., Marble, A., Renold, A. E.: Evaluation of sorbitol in the diet of diabetic children at camp. Diabetes 10: 218–227 (1961)
(13) Gryboski, J. D.: Diarrhea from dietetic candies. N. Engl. J. Med. 275: 718 (1966)
(14) Rabast, U., Ehl, M.: Orale und parenterale Anwendung von Zuckeraustauschstoffen (Indikationen und Dosierungen). Akt. Ernährung 2: 66–69 (1977)
(15) Goldberg, L. D., Ditchek, N. T.: Chewing gum diarrhea. Am. J. Digestive Diseases 23: 568 (1978)
(16) Förster, H., Mehnert, H.: Die orale Anwendung von Sorbit als Zuckeraustauschstoff in der Diät des Diabetes mellitus. Akt. Ernährung 5: 245–257 (1979)
(17) SCOGS - 9. Evaluation of the Health Aspects of Sorbitol as a Food Ingredient. Life Science Research Office, FASEB (1972)
(18) SCOGS - 10. Evaluation of the Health Aspects of Mannitol as a Food Ingredient. Life Sciences Research Office, FASEB (1972)
(19) Dubach, U. C., Feiner, E., Forgó, I.: Orale Verträglichkeit von Xylit bei stoffwechselgesunden Probanden. Schweiz. med. Wschr. 99: 190–194 (1969)
(20) Förster, H.: Tolerance in the human. Adults and children. In: Xylitol (J. N. Counsell, Ed.), pp. 43–66, Applied Sciences Publishers LTD, London, 1978
(21) Förster, H., Mehnert, H.: Die orale Anwendung von Xylit als Zuckeraustauschstoff in der Diät des Diabetes mellitus. Akt. Ernährung 6: 296–314 (1979)

(22) Raunhardt, O., Ritzel, G.: Xylitol-clinical investigations in humans. Internat. J. Vitamin and Nutrition Res. Suppl. 22: 1–88 (1981)
(23) Van Velthuijsen: Food additives derived from lactose: Lactitol and lactitol palmitate. J. Agric. Food Chem. 27: 680–686 (1979)
(24) Abraham, R. R., Davis. M., Yudkin, J., Williams, R.: Controlled clinical trial of a new non-calorigenic sweetening agent. J. Human Nutrition 35: 165–172 (1981)
(25) Straeter, P.: persönl. Mitteilung über Isomalt (Palatinit®)
(26) Bachmann, W., Haslbeck, M., Mehnert, H.: Untersuchungen zur diätetischen Verwendung von Polydextrose bei Diabetikern. Akt. Endokrin. Stoffw. 3: 124–125 (1982)
(27) Rümke, Chr. L., Klinger, W.: Statistische Betrachtungen über Häufigkeitsangaben für Arzneimittelnebenwirkungen. Z. ärztl. Fortb. 73: 349–356 (1979)
(28) Carbohydrates in human nutrition. A Joint FAO/WHO Report. FAO Food and Nutrition Paper 15, page 40, Rome, 1980
(29) G & I, Forschungsgemeinschaft für Marketing: Tages- und Wochenverzehr von ausgewählten Süßwaren, Jahr 1980
(30) Commission of the European Communities Report of the Scientific Committee for Food on Sweeteners (III/1316/84, CS/ EDUL/27 rev.) from December 1984
(31) Lorenz, S., Grossklaus, R.: Risk-benefit analyses of new sugar substitutes: 1. Nutritional-physiological investigations on the osmotic effect and release of glucose in juvenile rats. Nutr. Res. 4: 447–458 (1984)
(32) Grossklaus, R., Klingebiel, L., Lorenz, S., Pahlke, G.: Risk-benefit analyses of new sugar substitutes: 2. The formation of short-chain fatty acids in the ceca of non-adapted and adapted juvenile rats. Nutr. Res. 4: 459–468 (1984)
(33) Ruhl, I., Schwantuschke, I.: In vitro-Untersuchungen zum fermentativen Abbau von Zucker und Zuckeraustauschstoffen durch die Caecalflora der Ratte. Diplomarbeit, Universität Giessen, 1984
(34) Ruppin, H., Bar-Meir, S., Soergel, K. H., Wood, C. M.: Effects of liquid formula diets on proximal gastrointestinal function. Dig. Dis. Sci. 26: 202–207 (1981)
(35) Lawaetz, O., Aritas, Y., Blackburn, A. M., Ralphs, D. N. L.: Gastric emptying after peptic ulcer surgery. Some pathophysiological mechanisms of the Dumping syndrome. Scand. J. Gastroenterol. 17: 1065–1072 (1982)
(36) Hunt, J. N.: Mechanisms and disorders of gastric emtying. Ann. Rev. Med. 34: 219–229 (1983)
(37) Cooper, M., Teichberg, S., Lifshitz, F.: Alterations in rat jejunal permeability to a macromolecular tracer during a hyperosmotic load. Lab. Invest. 38: 447–454 (1978)
(38) Teichberg, S., Lifshitz, F., Pergolizzi, R., Wapnir, R. A.: Response of rat intestine to a hyperosmotic feeding. Pediat. Res. 12: 720–725 (1978)
(39) Wright, J. P., Clain, J. E., Barbezat, G. O.: Intestinal perfusion studies in man: The effect of food in the duodenum on jejunal water and electrolyte fluxes. Proc. University of Otago Medical School 56, No. 3 (1979)
(40) Bond, Jr. J. H., Levitt, M. D.: Investigation of small bowel transit time in man utilizing pulmonary hydrogen (H_2) measurements. J. Lab. Clin. Med. 85: 456–555 (1975)
(41) Fritz, M., Siebert, G., Kasper, H.: Dose dependence of breath hydrogen and methane in healthy volunteers after ingestion of a commercial disaccharide mixture, Palatinit®. Br. J. Nutr. 54: 389–400 (1985)
(42) Read, N. W.: Diarrhoea: the failure of colonic salvage. Lancet ii: 481–483 (1982)
(43) Großklaus, R.: Die „kalorische Rettung" von unverdauten Kohlenhydraten im Kolon. In: C. Wenk, M. Kronauer, Y. Schutz, H. Bickel (Hrsg.) Die Verwertung der Nahrungsenergie durch Mensch und Tier, S. 130–134, Wissenschaftliche Verlagsgesellschaft mbH, Stuttgart, 1985
(44) Großklaus, R.: Die Bedeutung des Dickdarms für die Ernährung. Der Kassenarzt 42: 44–45 (1985)
(45) Krishnan, R., Wilkinson, I., Joyce, L., Rofe, A. M., Bais, R., Conyers, R. A. J., Edwards, J. B.: The effect of dietary xylitol on the ability of rat caecal flora to metabolise xylitol. Aust. J. Exp. Biol. Med. Sci. 58: 639–652 (1980)
(46) Krüger, D.: persönliche Mitteilung.
(47) Saunders, D. R., Wiggins, H. S.: Conservation of mannitol, lactulose, and raffinose by the human colon. Am. J. Physiol. 241: G 397–G 402 (1981)
(48) Wiggins, H. S.: Nutritional value of sugars and releated compounds undigested in the small gut. Proc. Nutr. Soc. 43: 69–75 (1984)
(49) Dong, F. M., Hartman, W. J., Wekell, M. M.: Effects of dietary xylitol on redox state and gluconeogenesis in rat liver. J. Nutr. 110: 1274–1284 (1980)
(50) Wekell, M. M., Hartman, W. J., Dong, F. M.: Incidence of increased numbers of clostridium perfringens in the intestinal tract of rats fed xylitol. J. Nutr. 110: 2103–2108 (1980)
(51) Phillips, S F.: Absorption of water and electrolytes by the colon: mechanisms of diarrhoea. In: H. Kasper and H. Goebell (eds.) Colon and Nutrition, pp. 77–89, MTP Press Limited, Lancaster, 1982
(52) Dahlquist, A., Telenius, U.: The utilization of a presumably low-cariogenic carbohydrate derivative. Acta Physiol. Scand. 63: 156–163 (1965)
(53) Yoshizawas, S., Moriuchi, S., Hosoya, N.: The effects of maltitol on rat intestinal disaccharidases. J. Nutr. Sci. Vitaminol. 21: 31–37 (1975)
(54) Zunft, H.-J., Schulze, J., Gärtner, H., Grütte, F.-K.: Digestion of maltitol in man, rat, and rabbit. Ann. Nutr. Metab. 27: 470–476 (1983)
(55) Rosiers, C., Verwaerde, F., Dupas, H., Bouquelet, S.: New approach to the metabolism of hydrogenated starch hydrolysate: Hydrylosis by the maltase/glucoamylase complex of the rat intestinal mucosa. Ann. Nutr. Metab. 29: 76–82 (1985)
(56) Romon, M., Racedot, A., Dewailly, D., Fossati, P.: Comparaison du comportement de la glycémie et de l'insuline apré surcharge en maltitol et en saccharose chez l'obèse. Cahiers de Nutrition et de Diététique Vol. XV, Fascicule 1: 76–77 (1980)
(57) Ertel, N. H., Akgun, S., Kemp, F. W., Mittler, J. C.: The metabolic fate of exogenous sorbitol on the rat. J. Nutr. 11: 566–573 (1983)
(58) Rennhard, H. H., Bianchine, J. R.: Metabolism and caloric utilization of orally administered maltitol-14 C in rat, dog, and man. J. Agric. Food Chem. 24: 287–291 (1976)
(59) Kearsley, M. W., Birch, G. G., Lian-Loh, R. H. P.: The metabolic fate of hydrogenated glucose syrups. Stärke 34: 279–283 (1982)
(60) Lian-Loh, R., Birch, G. G., Coates, M. E.: The metabolism of maltitol in the rat. Br. J. Nutr. 48: 477–481 (1982)
(61) Inoue, Y., Morluchi, S., Hosoya, N.: Effects of maltitol administration on the development of rats. J. Jap. Soc. Fd. Nutr. 23: 625–629 (1970)
(62) Wada, F.: The nutritional efficiences of maltit and maltit sirup. 24th Meeting of the Japan Food Health Association Akita, 12–13 October 1972
(63) Yamasaki, M., Tanabe, K., Matsumoto, Y., Tamaki, H., Kimishima, K., Okamoto, S.: Toxicological studies of malbit in rats. Yanago Igaku Zasshi 24: 38 (1973)
(64) Kikuchi, H., Emura, Y., Kudo, M., Goto, Y.: Effect of long-term feeding with maltitol on oral glucose tolerance, plasma lipids, and liver and kidney. Hirosaky University School of Medicine, Hirosaki, (1974)
(65) Shimpo, K., Togashi, H., Yokoi, Y., Fujiwara, S., Katada, H., Hiraga, K., Tanabe, T.: Long-term toxicity of "malti", a sweet material consisting of maltitol with special reference to tumorigenic activity in rats. J. Toxicol. Sci. 2: 417 (1977)
(66) Maranesi, M., Gentili, P., Garenini, G.: Nutritional studies on maltitol. Part 1: Acceptability, energetic yield, effects on growth and blood biochemical parameters. Acta Vitaminol. Enzymol. 6: 3–15 (1984)

6.1 Diskussion zum Vortrag von Herrn Großklaus:

Schöch, Dortmund:

Ich möchte gerne Wilhelm Busch zitieren: „Was man besonders gerne tut, ist selten ganz besonders gut." Wenn wir es jetzt umdrehen und den Kindern und uns allen den Lustentzug verordnen wollten, dann glaube ich, wären wir jetzt auf dem falschen Dampfer, würden uns wahnsinnig viel Mühe machen und anschließend stromabwärts treiben.

Siebert, Würzburg:

Eine kurze Bemerkung zur Dosiswirkung bei den Enzymwerten. Der Maltit ist ein schwieriger Stoff, denn es gelingt nur mit großem Aufwand, ihn rein zu erhalten. Zwei Phänomene treten auf, einmal eine Überschußhemmung durch Maltit bei zu hohen Konzentrationen, wie wir es vielfach in der Enzymologie finden; und zweitens ist es die Beimengung von Maltotriit im Umfang von 1 % bis 5 %, die bei vielen Präparationen, wie Würsch gezeigt hat, stark hemmt und daher zu so extrem hohen k_M-Werten führt, wie Sie es gezeigt haben, Herr Bäßler. In der Praxis der Spaltbarkeit im Darm haben wir vom Malbit® oder von Lycasin® her genügend Maltotriit dabei, daß wir mit partiell gehemmten Umsätzen rechnen müssen.

Großklaus, Berlin:

Das ist vollkommen richtig, deshalb vorhin auch der Vorwurf, daß JECFA die hydrierten Glukosesirupe in einen Topf schmeißt, weil hier ja doch ein Gemisch von Substanzen vorliegt, wobei Maltit nur die Hauptkomponente ist. Aufgrund dieser Tatsache gibt es natürlich auch so widersprüchliche Ergebnisse. Bei allen Einschränkungen gegenüber den Daten aus der Literatur, läßt sich aber anhand der zusammengestellten Dosis-Wirkungskurven ableiten, daß man sorgfältig beachten sollte, ab welcher Dosis derartige Effekte auftreten. Ich meine, es ist einfach unzulässig, daß man bei einer hohen Dosis von 10 Gramm pro Kilogramm Körpergewicht mißt, da dann eine energetische Mindernutzung von 50 % aufgrund der starken osmotischen Wirkung der Zuckeraustauschstoffe resultiert. Wenn man geringe Mengen an Zuckeraustauschstoffen zuführt, können natürlich solche Mechanismen nicht zum Tragen kommen, weil durch die Osmoregulation des Magens wenig Substanz an den Dünndarm abgegeben wird und dadurch die Konzentration für eine ausreichende enzymatische Wirkung niedrig bleibt. Selbst bei verlangsam-

ter Spaltung werden dann mehr Abbauprodukte resorbiert. Das zeigen auch Blutzuckermessungen an Menschen:
Wenn man z. B. 30 Gramm Maltit oral zuführt, dann findet man zwar eine günstigere Insulinkinetik, aber die Glukoseflächen über die Zeit sind identisch mit der von Saccharose. Wenn man dagegen eine Dosis von 50 Gramm Maltit verabreicht, dann sind die Blutglukosekurven deutlich flacher im Vergleich zu entsprechenden Saccharosegaben. Hinzu kommt, daß in diesen Fällen aber von 10 Probanden 6 Durchfälle hatten. Ich meine, eine solche Versuchsanordnung ist unzulässig. Man kann nicht eine „positive" Wirkung aufzeigen, die erst bei einer Nebenwirkung auftritt. Und dieser Balanceakt von Nutzen und Risiko, den ich hier am Schema aufzeigte (vgl. Abb. 3), ist wirklich das Entscheidende und sollte als Basis für die Diskussion dienen.

Siebert, Würzburg:

Ein Augenöffner war für mich ein Versuch mit Sorbit per Magensonde an Ratten mit 280 Gramm Gewicht, in einer Dosis von 7,5 mg Sorbit gegeben, der dazu führt, daß eine gute Hälfte des Sorbits erst der Dickdarmnutzung anheim fiel, also der Dünndarmnutzung entgangen ist.

Großklaus, Berlin:

Ich kenne diese von Ihnen veröffentlichten Daten, die allerdings im Widerspruch zu den Befunden von Ertel und Mitarbeiter (J. Nutr. 113: 566–573, 1983) stehen. Diese Autoren stellten an 200–300 g schweren Ratten fest, daß bei einer Dosierung von 100 mg nach 24 Stunden praktisch eine vollständige Resorption von Sorbit stattgefunden hatte.
Die Ergebnisse hängen wirklich auch von der Versuchsanordnung ab. So findet man bei Perfusionsversuchen des Dünndarms, da hier der Magen in seiner Funktion ausgeschaltet ist, relativ niedrige Resorptionsraten (Lauwers et al., Br. J. Nutr. 54: 53–62, 1985). Aber auf den Menschen übertragen, meine ich, daß nach Gabe von wenigen Gramm Sorbit, z. B. einem Bonbon von 5 g Sorbit, die Länge des Dünndarms und selbst auch die verlangsamte Absorptionsrate ausreicht, daß praktisch im Dickdarm kaum noch Sorbit ankommt. Das kann man auch anhand der Methan- oder Wasserstoffbildung zeigen. So ist beim Menschen nach 5 g Sorbit praktisch keine Wasserstoff- oder Methanausscheidung in der Atemluft zu messen, dagegen aber sofort nach 10 oder 15 g. Herr Prof. Siebert, Sie haben es ja selbst bei Ihren Versuchen mit Palatinit® gezeigt, daß in dem Bereich von 20 bis 50 g eine Dosisabhängigkeit existiert und daß auch eine beschleunigte Magen-Darmpassage schon

in diesem Bereich auftritt (Fritz et al.: Br. J. Nutr. 54: 389–400, 1985).

Eberle, Bonn:

Ich würde mir gern einmal aus der Sicht des Verbrauchers ein Bild über die ernährungsphysiologische Bedeutung dieser Zuckeraustauschstoffe machen. Ich habe das so verstanden, ich bitte mich zu korrigieren, wenn das falsch ist, daß der Tierversuch hier kein sinnvolles Kriterium bietet. Deswegen meine Fragen: Sind denn ausreichend Versuche an Menschen, insbesondere an Kindern gemacht worden, die beispielsweise Aufschluß darüber geben, wie eine Adaptationsphase aufgebaut sein müßte. Wieviel Gramm welcher bestimmten Süßigkeiten oder zuckeraustauschstoffhaltigen Lebensmittel kann ein adaptiertes Kind dann in Einmaldosen oder über den Tag verteilt essen, um bestimmte Reaktionen zu erfahren und wie ist die Streuung bei den Kindern? Gibt es ganz bestimmte empfindliche Kinder oder eine größere Gruppe mit bestimmten Merkmalen, die Unverträglichkeiten zeigt? Solche Dinge würden mich doch sehr interessieren. Im Vergleich dazu sollte man auch einige Erfahrungen haben, wie denn der Verbrauch an Süßigkeiten ist, den Kinder selber bestimmen. Man spricht immer von unkontrolliertem Gebrauch. Ich meine, da müßte es ja auch Versuche geben, die zeigen, wieviel Süßigkeiten Kinder von sich aus essen, die sonst eine normale, gesunde Ernährung haben. Gibt es da ausreichende Versuche?

Großklaus, Berlin:

Ich möchte zunächst die erste Frage beantworten. Es gibt leider an Menschen, insbesondere an Kindern, keine ausreichenden relevanten, statistisch abgesicherten Studien. Das eine Problem dabei ist die Hochrechnung von Einzelfallbeobachtungen. Von zehn Probanden haben z. B. vier Durchfälle. Wenn Sie das statistisch durchrechnen, dann kommen Sie zu einer Irrtumswahrscheinlichkeit, so daß Sie sagen müßten, auf eine größere Population übertragen, hätten mindestens über 50 % der Probanden Durchfälle. Das andere Problem liegt in den Schwierigkeiten, derartige Versuche, insbesondere an Kindern, aus ethischen Gründen überhaupt durchführen zu können, was nicht unterschätzt werden sollte. Da die Kinder die Zielgruppe der Kariesprophylaxe mit Zuckeraustauschstoffen sind, sollten aber hinreichend gesicherte Daten über die zu erwartenden Verzehrsmengen bzw. Toleranzschwellen vorliegen, bevor eine allgemeine Zulassung für solche Substanzen befürwortet werden kann.

Zur Beantwortung der zweiten Frage möchte ich Ihnen nochmals das Dia (Abbildung 2) zeigen. Von neueren Statistiken wissen wir, daß der Süßwarenverzehr von Kindern unter acht Jahren durchschnittlich bei 20,1 g pro Tag liegt.

Ich habe diese Süßigkeiten in einem Kaufhaus gekauft und fand keine Lollipops, bis mich die Verkäuferin aufmerksam machte, daß ich da unten im Regal suchen sollte, das wäre nämlich genau die Höhe, wo kleine Kinder langlaufen. Wenn wir wissen, daß Kinder unter acht Jahren als Einzeldosis wirklich nur 10 g Sorbit als Toleranzschwelle vertragen, dann wird natürlich auch klar, daß schon beim Verzehr von einem Lollipop (100 g) Durchfälle bei diesen Kindern auftreten. Wenn Sie die Bonbons betrachten, drei Bonbons wiegen 10 g und ich frage, ist das viel? Es ist eine durchaus gewöhnliche Verzehrsmenge, die Kinder aufnehmen können, oder sogar nur zwei Bonbons (vgl. Abbildung 2). Das sind schon solche aus der Schweiz, die nicht auf Sorbitbasis, sondern auf Lycasinbasis hergestellt wurden. Aber das hatte ich ja auch gesagt, Zuckeraustauschstoffe mit einem verminderten osmotischen Risiko, wie bestimmte Disaccharid-Polyole und hydrierte Glucosesirupe, sind natürlich günstiger zu beurteilen. Wenn wir hier aufgrund genauerer Daten sagen könnten, daß z. B. für Lycasin® die Toleranzschwelle beim Kleinkind 30 g pro Tag Einzeldosis betragen würde, dann brauchen wir natürlich nicht mehr über einen Warnhinweis zu diskutieren (siehe Abbildung 1).

Eberle, Bonn:

Sind das Durchschnittswerte oder die empfindlichsten Schwellen, die Sie angeben?

Großklaus, Berlin:

Das sind Durchschnittswerte.

Kröncke, Erlangen:

Woher kommt denn nun diese Angabe „durchschnittlicher Verzehr: 20,1 g"? Wenn Sie eben von der Problematik der statistischen Mengenfeststellung sprachen, dann möchte ich wissen, woher diese Zahl kommt, vor allem, wann sie gedruckt wurde.

Großklaus, Berlin:

Das sind Zahlen von einer Erhebung aus dem Jahre 1980 an 13.000 Bundesbürgern (Literaturstelle 29). Kritisch ist zu bemerken, daß dieser Süßwarenverzehr nur auf der Basis vom Saccharosegehalt berechnet worden ist. Auch fehlen Zahlen über die Schwankungsbreite. Denn ein Lollipop am Tag würde ja schon wesentlich über dem Durchschnitt liegen. Durchschnittlich heißt natürlich auch, daß die Kinder an manchen Tagen gar keine Süßigkeiten verzehren. Deshalb sollte man bei Kindern mit einem diskontinuierlichen, unkontrollierbaren Verzehr rechnen, d. h. wir können sie nicht, wie bei einem Medikament, mit einschleichender Dosierung über längere Zeit an diese Süßigkeiten gewöhnen.

Schöch, Dortmund:

Also unsere Zahlen liegen ein wenig höher. Dies scheint mir aber nicht entscheidend zu sein. Entscheidend scheint mir zu sein, daß wir, um einen Risikofaktor, die Karies, zu mindern, uns in andere Probleme begeben, die wir zwar erkennen, aber nicht so ohne weiteres quantifizieren können. Wenn Sie mich fragen, warum es keine entsprechenden Untersuchungen an Kindern gibt, so muß ich Ihnen antworten, die wird es so schnell auch nicht geben. Wir leben in einer Welt, in der jeder gerne alles getestet haben möchte, aber kaum jemand bei Tests mitmachen möchte.

Pahlke, Berlin:

Direkt zu dem, was Herr Schöch eben gesagt hat. Das Bundesgesundheitsamt hat vor etwa 10–12 Jahren versucht, dieser Frage nachzugehen und hat betrieben, daß das Bundesministerium für Jugend, Familie und Gesundheit Gelder für einen Forschungsauftrag bewilligt hat. Dieser Forschungsauftrag ist gescheitert, weil nur ganz wenige Eltern oder Erziehungsberechtigte sich in der Lage sahen, ihr Einverständnis zu geben, bei ihren Kindern gegebenenfalls Durchfälle provozieren zu lassen. Das schließt genau an das an, was Herr Schöch sagte. Das Problem ist also gar nicht neu und wir haben versucht, dieses Problem zu lösen. Es ist mißlungen.

Schöch, Dortmund:

Ich möchte allerdings betonen, daß wir auf die Dauer gesehen nicht darum herumkommen werden, eine ganz grundsätzliche Diskussion darüber zu führen, wie man Kenntnisse zugunsten des Menschen gewinnen kann in einer Gesellschaft, die nicht mehr bereit ist, daran mitzuwirken, d. h., ich meine nicht, daß das, was ich vorhin gesagt habe, das letzte Wort sein sollte, aber es ist sicherlich für eine geraume Zeit das „vorletzte" Wort.

Bergmann, Berlin:

Ich habe noch eine Frage zum Süßwarenverzehr. Bezieht sich der auf Marmeladen, Süßspeisen, Kuchen, Schokolade, Süßgebäck, Mars, Süßgetränke oder was alles? Sind das nur reine Zuckerprodukte oder Süßwaren unter Verwendung von Zucker?

Großklaus, Berlin:

Meines Wissens ist es nur der Süßwarenverzehr auf der Basis von Süßigkeiten. Hier berechnet auch auf den Saccharosegehalt.

Siebert, Würzburg:

Meines Wissens werden Süßwaren und Schokoladenwaren unterschieden; Süßwaren enthalten kein Kakaopulver.

7. Lebensmittel und Karies

A. Kröncke

überwiegend S. mutans und Aktinomyces-Arten, in der Tiefe Veillonella neben vielen anderen, mehr oder weniger zufällig eingeschlossenen Mikroorganismen der Mundhöhle vor. Schon wenige Mikrometer unter der Plaqueoberfläche ist das Milieu anaerob (Abb. 1).

1. Einleitung

Das Thema „Lebensmittel und Karies" umfaßt nur einen **Teilaspekt** des Komplexes „Ernährung und Karies". Dieses umfassendere Thema schließt neben den **Lebensmitteln** auch die **Ernährungsweise** (Verzehrsgewohnheit) ein, die individuell sehr unterschiedlich ist und deshalb die möglichen Einwirkungen von Lebensmitteln auf die Zahnkaries erheblich variiert. Deshalb bestimmen Lebensmittel **und** Verzehrsgewohnheit zusammen erst die speziellen Bedingungen, die an der Grenzfläche zwischen einer Bakterienplaque und der Zahnoberfläche zu den eigentlichen karieserzeugenden Vorgängen führen.

2. Zur Pathogenese der Karies

Um den Stellenwert der Lebensmittel unter den kariogenen Faktoren einschätzen zu können, muß man sich über die verschiedenen, die Karies beeinflussenden Faktoren im klaren sein. Nach allgemein akzeptierter Auffassung (1) sind dies:

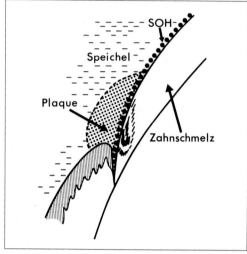

Abb. 1: Schematische Darstellung der Beziehungen zwischen Zahnhartsubstanzen, Bakterienplaque und Mundmilieu, Karies entsteht nur unter einer Plaque hinreichender Dicke. Abbaufähige Zucker, die bei der Nahrungsaufnahme in die Mundhöhle gelangen, diffundieren in die Plaque und werden dort zu sauren Metaboliten abgebaut. Wenn diese Säuren vom Speichel her nicht mehr ausreichend abgepuffert werden können, wird die benachbarte Schmelzfläche angegriffen. Diese Wirkungsbeziehungen werden durch weitere Faktoren beeinflußt.

a) **Entwicklung und Zusammensetzung der bakteriellen Plaque**

Auf einer sauberen (gereinigten) Zahnoberfläche wachsen innerhalb weniger Stunden Mikroorganismen der Mundhöhle, vorzugsweise Streptokokken und Aktinomyzeten, auf. Haftungsmechanismen zwischen dem organischen, den Zahnschmelz bedeckenden Schmelzoberhäutchen und den bakteriellen Zellwänden sowie extrazelluläre Polysaccharide der beteiligten Mikroorganismen spielen für dieses Anhaften der ersten Keime eine wesentliche Rolle. Nischen und Schlupfwinkel begünstigen die Kolonisation und das weitere, sich bis zu dicken Bakterienrasen fortsetzende Wachstums.
Mit der Dicke der Plaques ändern sich deren bakterielle Zusammensetzung, Diffusionsbedingungen und Sauerstoffpartialdruck. Bakteriologisch gesehen herrschen an einer dickeren Zahnplaque oberflächlich Neisseria, in der gesamten Dicke

Die Wachstumsgeschwindigkeit und die Zusammensetzung der Plaque wird von Menge und Verweildauer exogener Zucker in der Mundhöhle beeinflußt.

b) **Kohlenhydratabbau und intermediäre Säuren**

Die Mikroorganismen der Kariesplaque nehmen aus der Mundhöhle, von der Nahrung herstammende abbaufähige Zucker auf und bauen sie zu intermediären Säuren (primär Milchsäure und Essigsäure, dann auch Ameisensäure und Propionsäure) ab. Überschüssige Metaboliten können von vielen an der Plaquebildung beteiligten Mikroorganismen zu intrazellulären Reservekohlenhydraten und zu extrazellulären Polysacchariden aufgebaut werden. Diese funktionieren als Matrix der Plaque und begünstigen deren Haftung und Konsistenz; in beschränktem Umfange sind sie als Reservekohlenhydrate verfügbar.
Die durch Zuckerabbau in der Plaque entstehen-

den Säuren werden durch Puffersysteme des Speichels (Phosphat, Bikarbonat) oder durch Anlösung der Apatite an der Zahnoberfläche neutralisiert.

c) **Diffusionsprozesse und Demineralisation**

Je dicker eine Plaque aufwächst und je verborgener sie sich vom Speichelfluß der Mundhöhle entfernt entwickelt, desto mehr wird die Diffusion von Puffersubstanzen aus dem Speichel behindert, desto größer wird also das Risiko der Demineralisation der Zahnhartsubstanz. Im einzelnen besteht Grund zur Annahme, daß in der Bakterienplaque produzierte Säuren ebenso wie durch eine Zellwand nur nichtdissoziiert in die Zahnoberfläche eindringen können. Insofern spielt das neben Milchsäure entstehende Spektrum verschiedener organischer Säuren mit unterschiedlichem p_K zur Erklärung der Details eine große Rolle. Vereinfacht kann man aber davon ausgehen, daß das Schicksal, ob Zahnhartsubstanz unter Bakterienplaques zum kariösen Prozeß demineralisiert wird oder nicht, von der Dicke der Zahnplaque, allgemeiner von der Verfügbarkeit und vom Diffusionsweg der Puffersubstanzen des Speichels neben der Häufigkeit und Dauer der Zufuhr exogener Zucker (vgl. g)) abhängt.

d) **Fluoride in Speichel, Plaque und Zahnschmelz**

Fluoride werden in den Apatiten der Zahnoberfläche eingebunden (Fluorapatit), dessen Löslichkeit dadurch vermindert wird. Auch in der Zahnplaque wächst im Vergleich zum Speichel (etwa 0,1 ppm) die Fluoridkonzentration erheblich bis 10–100 ppm an und beeinflußt in diesen Konzentrationen den bakteriellen Zuckerabbau. In Gegenwart von Fluoriden kommt es so zu einem „Schaukelprozeß" mit verlängerten Amplituden, insgesamt zur Verlangsamung oder Unterdrückung kariogener Prozesse an der Zahnoberfläche. Auch die in Gegenwart von Fluoriden erhöhte Kristallisierungsrate (Remineralisation) führt im Ergebnis zu verminderter Karies.

e) **Löslichkeit und morphologische Struktur der Hartsubstanz**

Der Apatit im Schmelz Jugendlicher, gerade in die Mundhöhle durchgebrochener Zähne, ist reich an Karbonat und deshalb leichter löslich. Dies ist eine Erklärung für die höhere Kariesrate im Gebiß von Kindern und Jugendlichen. Nach dem Durchbruch in die Mundhöhle sinkt der Karbonatgehalt ab, zugleich wird Fluorid eingelagert: Die Löslichkeit des Schmelzes nimmt ab. Daneben spielen morphologische Eigenheiten der Zahnhartsubstanz eine Rolle, so z. B. unregelmäßige Perikymatien im Zahnhalsgebiet, Grübchen, Furchen und Schmelzlamellen, die der Anhaftung von Plaques und der Ausbreitung kariogener Noxen Vorschub leisten.

f) **Pufferkapazität des Speichels**

Der Speichel und die in ihm enthaltenen Puffersubstanzen beeinflussen, von deren Menge und Verfügbarkeit wie vom Diffusionsweg abhängig (vgl. c)), die kariogene Potenz der in den Plaques durch Zuckerabbau entwickelten Säuren. Die Pufferkapazität ist individuell unterschiedlich und positiv mit der entstehenden Karies korreliert. Dabei wirken Speichelfließrate und der topographisch oder durch Plaquedicke bedingte Diffusionsweg als Nebenfaktoren mit (vgl. c)). Bei vermindertem oder versiegendem Speichelfluß (Xerostomie, z. B. bei Drogenabusus, Strahlentherapie, Sjögren Syndrom) ist die schützende Wirkung des Speichels unterbrochen; das Ergebnis ist floride Karies.

g) **Exogene Zuckerzufuhr und Verweildauer von Zuckern in der Mundhöhle**

Substrate für den Stoffwechsel der Mikroorganismen in den Plaques stammen fast ausschließlich aus exogenen, d. h. also mit der Nahrung aufgenommenen abbaufähigen Zuckern in der Mundhöhle. Deren Häufigkeit und Verweildauer in der Mundhöhle bestimmt entscheidend das kariogene Risiko der Zahnhartsubstanzen. Im Speichel selbst werden Zucker praktisch nicht ausgeschieden (weniger als 0,1 mg%). Reservekohlenhydrate der Plaquebakterien spielen in diesem Zusammenhang keine dominierende Rolle. Die Verweildauer von Zuckern in der Mundhöhle wird nicht nur von der Häufigkeit und Menge der Zuckeraufnahme mit der Nahrung, sondern auch von Verzehrsgewohnheiten, von Retentionsnischen in der Mundhöhle und vom Speichelfluß beeinflußt. Die Verweildauer von Zuckern in der Mundhöhle ist mit der Karies direkt korreliert.

3. **Die Rolle der Lebensmittel**

Lebensmittel bieten in diesem Zusammenhang also lediglich die Quelle für abbaufähige Kohlenhydrate (Zucker, unter bestimmten Umständen auch Stärke), die bei der Nahrungsaufnahme in die Mundhöhle gelangen und vom Mundmilieu in die bakteriellen Plaques diffundieren. Für das Schicksal der Zahnhartsubstanzen, also für Gesundheit oder Karies, sind dabei wesentlich:

- die Verweildauer der Zucker in der Mundhöhle (vgl. 2. g)) und
- die Häufigkeit der Zuckerzufuhr innerhalb eines Tages.

Insgesamt geht daraus hervor, daß

a) der Gehalt eines Lebensmittels an abbaufähigen Zuckern nicht alleine und für sich maßgebend ist für die Frage, ob im Einzelfall Karies entsteht oder nicht, und

b) daß andererseits aber Lebensmittel ohne oder mit nur geringem Zuckergehalt unter vergleichbaren Bedingungen weniger Karies produzieren als Lebensmittel mit hohem Zuckergehalt.

Unter diesem Aspekt ist der auf Lebensmittel bezogene, in der Schweiz entstandene und gebräuchliche Begriff „zahnschonend" durchaus zulässig. Die umgekehrte Schlußfolgerung, daß ein zuckerhaltiges Lebensmittel allein wegen seines Gehaltes an abbaufähigen Substraten „kariesgefährdend" sei, ist dagegen nicht zu rechtfertigen.

4.   Zur „Kariogenität" von Lebensmitteln

Im Rahmen der (begrenzten) Bedeutung der Lebensmittel als Substratlieferant für kariogene Prozesse in den bakteriellen Zahnplaques ist es von praktischem Interesse, die „kariogene Potenz" einzelner Lebensmittel einzuschätzen. Angesichts der zahlreichen vorgenannten Einflußfaktoren setzt eine solche Einschätzung stets gleiche und überdies reproduzierbare experimentelle Bedingungen voraus. Solche Bedingungen sind z. B. in einer Versuchsanordnung in vitro (z. B. „künstliche Mundhöhle") oder in begrenztem Umfange auch durch pH-Messung in den Zahnplaques in vivo unter standardisierten Bedingungen möglich. Dies klassifiziert – nochmals wiederholt – aber allenfalls das zuckerhaltige Lebensmittel. Die verallgemeinerte Übertragung auf Bedingungen in der Mundhöhle des Einzelnen ist problematisch; dies erforderte es, auch die anderen im Einzelfalle einwirkenden Faktoren einzuschätzen.

Stets gleiche Wirkungsbedingungen vorausgesetzt, gibt es eine weitgehend allgemein anerkannte, die Kariogenität betreffende Rangordnung zuckerhaltiger Lebensmittel. An der Spitze stehen solche Lebensmittel, die abbaufähige Zucker in hoher Konzentration und leichter Löslichkeit innerhalb der Mundhöhle, verbunden mit klebrig haftender Konsistenz enthalten. Danach folgen solche Lebensmittel, die ebenfalls erhebliche Zuckermengen enthalten, aber infolge ihrer Konsistenz (z. B. als gesüßte Getränke) relativ schnell aus der Mundhöhle beseitigt werden. Stärkehaltige Lebensmittel spielen hin-

sichtlich der Kariogenität (durch Aufspaltung zu Maltose und Glukose) allenfalls dann eine Rolle, wenn sie in Retentionsnischen der Mundhöhle längerfristig zurückgehalten werden. Zuckerfreie Lebensmittel oder solche, die Zuckerersatzstoffe enthalten, stehen am Ende einer solchen Skala der Einschätzung ihrer Kariogenität.

5.   Interaktionen verschiedener Lebensmittel

Der Mensch ernährt sich in aller Regel durch Kauen und Schlucken verschiedener Nahrungsmittel. Im Hinblick auf mögliche kariogene Wirkungen spielt auch die physikalische Konsistenz anderer, z. B. mit zuckerhaltigen Lebensmitteln zugleich oder abwechselnd aufgenommener Nahrungsmittel eine Rolle. Von erheblicher praktischer Bedeutung kann eine gewisse „Selbstreinigung" der Mundhöhle durch die bei einer Mahlzeit zuletzt aufgenommenen Nahrungsmittel sein, wenn sie zum intensiven Speichelfluß und Kauen anregen (z. B. Käse) oder wenn sie durch Getränke noch vorhandene Zucker wegschwemmen. Eine umgekehrte Rolle spielen süße Nachspeisen, vor allem, wenn sie von zäher und klebriger Konsistenz sind.

6.   Zusammenfassung

1. Einen Zusammenhang zwischen Lebensmitteln und Zahnkaries kann man nur beurteilen, wenn man andere, auf die Pathogenese der Karies einwirkende Faktoren beachtet. Dazu gehören vor allem Art und Weise, wie die Lebensmittel gegessen werden (Verzehrsgewohnheit), aber auch zahlreiche und variable Bedingungen in der Mundhöhle selbst.

2. Es ist problematisch, zuckerhaltige Lebensmittel per se als kariogen zu bezeichnen; dagegen liefern zuckerfreie Lebensmittel oder solche, die statt Zucker geeignete Austauschstoffe enthalten, keine Karies.

Schrifttum (Übersichten)

1.   G. Nikiforuk: Understanding Dental Caries Vol. 1: Etiology and Mechanisms. Basic and Clinical Aspects. Vol. 2: Prevention. Basic and Clinical Aspects. S. Karger, Basel 1985
2.   A. E. Nizel: The Science of Nutrition and its Application in Clinical Dentistry. W. B. Sounders, Philadelphia u. London 1966
3.   E. Sauerwein: Kariologie. G. Thieme, Stuttgart 1974

7.1 Diskussion zum Vortrag von Herrn Kröncke

Schöch, Dortmund:

Zwei Anmerkungen: Zunächst sollte man sich nicht auf die Kinder beschränken, denn auch wir Erwachsenen haben in der Regel hoffentlich noch Zähne im Mund. Den Kindern, die natürlich nicht komplett auf Süßigkeiten verzichten, sage ich, daß es darauf ankommt, wann und wie sie diese Süßigkeiten zu sich nehmen. Es gibt 2 Extreme, das eine ist der Typus Plombenzieher, also z. B. diese Karamellbonbons, meist zwischen den Mahlzeiten gegessen, der andere Typus ist das Dessert im Rahmen einer Hauptmahlzeit, nach der entweder die Zähne geputzt werden können oder aber zumindest getrunken wird.

Kröncke, Erlangen:

Sie sehen dasselbe Problem sicherlich von einem anderen Standpunkt als ich. Sie versuchen von Ihrer Aufgabe und von Ihrem Institut her eine Vorstellung zu gewinnen, wie die Kinder durchschnittlich oder exzessiv ernähren. Mich interessiert speziell, wie sich die Verhältnisse im Zusammenhang mit der Mundgesundheit darstellen. Wir wissen diese Zusammenhänge, wie ich sie dargestellt habe, seit 30 Jahren. Wir haben sie nicht nur bei den eigenen Kindern und Enkelkindern durchexerziert, sondern klar gesagt, die Anzahl von Kindern, die zuckerarm, also nicht nur von Süßigkeiten leben, die nicht als Säuglinge die Gier nach Zucker haben, diese Zahl wächst. Das kann ich aus unfertigen und sehr problematischen Studien sagen, bei denen wir versuchten, die Kinder, die wir in der Klinik sehen, auf ihre Ernährungsgewohnheiten, auf den Zuckerkonsum und dergleichen zu untersuchen. Dabei stellt sich heraus, daß die Anzahl von Kindern, die, weil sie es anfangs nicht gelernt haben, auch als Schulkinder nicht nach Süßigkeiten fragen, ständig wächst. Im Zusammenhang damit übrigens auch die Mundgesundheit.

Schöch, Dortmund:

Ich halte es in der Tat, wenn ich direkt antworten darf, für einen ganz wichtigen Punkt der Ernährungserziehung darauf hinzuwirken, daß wir, wenn möglich, von den drei Geschmacksqualitäten salzig, süß, sauer hin zu der ganzen Palette der unendlich vielen natürlichen Geschmacksqualitäten kommen, die die Natur uns bietet. Ich versuche also, wenn Sie so wollen, die Ernährungserziehung in diesem Punkt nicht auf Verzicht hinzudressieren, sondern den Leuten zu sagen,

guck mal genauer hin, eigentlich ist das Leben sehr viel reizvoller, die Genußmöglichkeiten sind vielfältiger, ich versuche also eine Art von positiver Motivation. Im übrigen stimme ich Ihnen völlig zu, auch ich habe es an meiner eigenen Familie gesehen, daß Knapphalten mit Zucker erfolgreich ist. Ich glaube schon, daß ein Weg darin besteht, daß man den Leuten angewöhnt, ein bißchen weniger süß zu essen, ein anderer Weg ist der, ihnen klar zu machen, daß, wenn sie schon süß essen, sie dieses im richtigen Augenblick und in der richtigen Weise machen mögen. Wir hatten ja dieses Problem der Kinderteeaffäre. Da konnte man sagen: die Dauer der Zufuhr ist das Problem, nicht die Dosis.

Pahlke, Berlin:

Ich glaube, es ist ein gewisses Mißverständnis bei Ihnen auch vorhin eingetreten, weil die Kinder hier sozusagen bevorzugt würden oder überhaupt als Zielgruppe nur genannt wurden. Es bezog sich im wesentlichen darauf, daß Kinder viel Süßigkeiten verzehren und auf der anderen Seite eben die Kinder die Zuckeraustauschstoffe besonders schlecht vertragen. Es ging also mehr auf die gastrointestinale Nebenwirkung bei Kindern. Ich glaube, daß wir hier mit den Hinweisen auf Ernährungserziehung und Verzehrsgewohnheiten eine ganz wesentliche Aussage machen.

Großklaus, Berlin:

Ich hätte eine Bemerkung. In Ihrer Skala der Kariogenität nannten Sie an zweiter Stelle die gesüßten Getränke, denn diese waren ja bislang nicht in unserem Blickpunkt. Das stimmt mit den Ergebnissen einer neueren Studie aus den USA überein, wonach zuckerhaltige Erfrischungsgetränke (z. B. Coca-Cola Classic ist ja eine 10 % Saccharoselösung) über den ganzen Tag von Kindern „genippelt" werden und so natürlich das Kariesgeschehen erheblich beeinflussen. Bloß ist der Einsatz von nutritiven Zuckeraustauschstoffen in Getränken aufgrund des osmotischen Risikos nicht möglich. Hier wäre ein Einsatzgebiet für künstliche Süßstoffe, was aber für Kinder natürlich auch abgeschätzt werden muß.

Knappwost, Hamburg:

Darf ich nur kurz folgendes bemerken: Sie haben betont, daß die Kariogenität nicht eine nur dem Kohlenhydrat eigentümliche Eigenschaft ist, sondern daß sie von vielen anderen Faktoren abhängt, von denen Sie einige aufgezählt haben. Ich möchte aber wegen der Aktualität noch etwas zur Wirkung der Fluor-Ionen – im folgenden kurz mit „Fluor" bezeichnet –

sagen: Sie operieren noch mit der überholten Vorstellung, daß die kariesprophylaktische Wirkung des Fluors auf seinem Einbau in den Apatit des Schmelzes beruht. Das haben wir früher auch einmal geglaubt. In den Schmelz wird aber maximal nur etwa 1 % Fluor eingebaut. Nach unseren Untersuchungen geht dabei die Löslichkeit des Apatits nur sehr wenig (Größenordnung 1 %) zurück. Dieser geringe Löslichkeitsrückgang kann die hohe kariesprophylaktische Wirkung des Fluors nicht erklären. Die Wirkung des eingenommenen Fluors (TWF oder Tablettengaben) besteht nicht in der Herabsetzung der Löslichkeit des Apatits, sondern wie wir gezeigt haben, in der Ermöglichung des für die Kariesprophylaxe wichtigsten Prozesses, der Remineralisation, auch im schwach sauren Milieu weit unterhalb pH 5,7.

Kröncke, Erlangen:

Die Löslichkeit ist ja meßbar. Ich habe nur etwas gesagt, was überprüfbar ist.

8. Zuckerhaltige Pharmaka und Karies

Horst Liebig

Bedingt durch neue Erkenntnisse dank fortschrittlicher telemetrischer Meßmethoden ist die Kariesprophylaxe seit 1980 Thema wissenschaftlicher und öffentlicher Diskussionen. Zu Recht! Denn Fortschritte in der Erkenntnis sollten regelmäßig eine neue Nutzen-Schaden-Risikobewertung nach sich ziehen. Es ist also sicher richtig und vernünftig, sich über die Notwendigkeit des Einsatzes von Zucker bei der Herstellung von Pharmaka Gedanken zu machen. Es sollte neu entschieden werden, in welchen Fällen auf den Einsatz von Zucker verzichtet werden kann und in welchen ein Einsatz von Zuckeraustauschstoffen gerechtfertigt ist und Vorteile bringt.

Zunächst ist es aber notwendig, den Begriff „Zucker" aufzuarbeiten. Im allgemeinen Sprachgebrauch ist Zucker die Bezeichnung für das besonders in Zuckerrübe und Zuckerrohr vorkommende Kohlenhydrat Saccharose.

Wissenschaftlich definiert man Zucker anders, nämlich als „Polyhydroxyaldehyde" oder „Polyhydroxyketone" mit der allgemeinen Formel $[C H_2 0]_n$. Letztere führt zu der Trivialbezeichnung dieser Verbindungsgruppe als „Kohlenhydrate". Mehrere Zucker können sich nun unter Wasseraustritt zu Di-, Tri-... bzw. Polysacchariden vereinen.

So handelt es sich bei Saccharose um ein Disaccharid aus Glukose und Fruktose, bei Milchzucker oder Lactose um ein solches aus Glukose und Galactose. Lactose ist der einzige Zucker in der Säugetiermilch. Zu den Polysacchariden gehören die hier wichtigen Gerüst- und Reservestoffe der Pflanzen- und Tierwelt-Cellulose, Stärke und Glykogen. Sie unterscheiden sich im sterischen Bau, enthalten aber alle Glukose.

Ein sauberer Sprachgebrauch ist hier vonnöten, weil im Karies-Geschehen nicht die Zucker selbst interessant sind, sondern die aus ihnen durch Oxidation entstehenden Zuckersäuren. Als Oxydatoren betätigen sich im Zahnplaque lebende Bakterien. Der Prozeß selbst wird als „Vergärung" bezeichnet. Durch im Mund vorhandene Amylase kann Stärke in Minuten zu Malzzucker abgebaut werden, wovon sich jeder durch längeres Kauen von Reis durch den auftretenden süßen Geschmack überzeugen kann. Schon hier wird klar, daß die Begriffe zuckerfrei, zahnfreundlich und zahnschonend für Pharma-Hilfsstoffe vorsichtig zu handhaben sind und hinterfragt werden müssen. Die Diskussion über „zuckerhaltige Pharmaka" sollte also sinnvoll ausgeweitet werden auf „Risiken und den Nutzen des Einsatzes leicht im Mund vergärbarer Kohlenhydrate".

Es sind also zu besprechen: der Einsatz von Saccharose, von Milchzucker (α-Lactose), von Fructose ebenso wie der von Stärke und Dextrinen.

Warum setzt die Pharma-Industrie Zucker und vergärbare Kohlenhydrate als Hilfsstoffe ein? Ein wesentlicher Grund hierfür ist, daß Hilfsstoffe ihre Funktion erfüllen und im übrigen möglichst in nichts negativ auffallen sollen. Was kommt dem näher als der Einsatz von Lebensmitteln. Kohlenhydrate sind Grundbestandteil unserer Nahrung. Der Stoffwechsel basiert auf ihrer Verwertung. Wir leben von und mit ihnen von Anbeginn. Die Evolution hat sie uns beschert.

Der technologische Grund ist, daß Polyhydroxyverbindungen im allgemeinen – wenn sie nicht zu hochmolekular sind – gut wasserlöslich sind und die Fähigkeit besitzen, relativ viel Wassermoleküle mit Hilfe von Wasserstoffbrücken an sich binden zu können. Ferner bilden Zucker so hochprozentige Lösungen, daß ihr osmotischer Druck die Entwicklung von Mikroorganismen und Pilzen verhindern kann. In Pulvern, die Zucker enthalten, richten also auch Wassernester keinen mikrobiologischen Schaden an.

Hochpolymere Kohlenhydrate besitzen interessante strukturbildende Eigenschaften. Auch das Quellvermögen, z. B. als Tablettensprengmittel, ihre Wasserleitungseigenschaften usw., spielen eine große Rolle. Nicht unwesentlich ist auch die Feststellung, daß es sich bei den Kohlenhydraten um „nachwachsende Rohstoffe" handelt, die billig in großen Mengen bereitgestellt werden können. Zucker selbst deckt in den Industrieländern 10–15 % des täglichen Kalorienbedarfes.

Es ist hier unmöglich, alle im Einzelfall interessierenden Eigenschaften anzuführen. Der Einsatzbereich von Zuckern und vergärbaren Kohlenhydraten ist so vielfältig, daß ein generelles Ausscheiden dieser Stoffgruppe aus der Pharmaproduktion nicht gut denkbar ist.

Wenden wir uns deshalb dem Thema zu, welche Beziehung zwischen „zuckerhaltigen" Pharmaka und der Karies-Genese besteht, welche Arzneiformen hier besonders zu betrachten sind und welche Möglichkeiten bestehen, auch geringe Risiko-Potentiale abzubauen.

Bezüglich der Kariesgenese kann wohl folgender Stand der wissenschaftlichen Erkenntnis einvernehmlich zugrunde gelegt werden:

- Kariesschäden entstehen, wenn sich mangels ausreichender Mundhygiene Zahnstein bildet, weil sich in diesem feuchten Plaques Bakterien wie Streptococcus mutans oder Lactobacilli casei ansiedeln und diese mit Hilfe ihres Stoffwechsels Zucker in organische Säuren umwandeln. Ohne Plaques keine Karies.
- Gebildete Säuren vermögen den Zahnschmelz anzugreifen, wenn in den Plaques pH-Werte klei-

ner als 5,7 entstehen und längere Zeit aufrechterhalten bleiben.

Wann beide Fakten erfüllt sind, ist von einer ganzen Reihe von Randbedingungen und natürlich auch von den Substraten abhängig. Die wichtigsten seien in Form einer Aufzählung wiedergegeben. Die Reihenfolge, das sei ausdrücklich angemerkt, stellt keine Wertung dar. Zu vielfältig sind die Beziehungen der Einzelbedingungen untereinander. Hierin liegt wohl auch die Schwierigkeit der öffentlichen Diskussion über Wert und Unwert, Schaden und Risiko des Einsatzes von Zucker in der Pharma-Industrie.

- Unter vergleichbaren Einwirkungszeiten und bei gleichen Plaque-Belägen sind Mono-, Di- und Trisaccharide kariogener als Polysaccharide wie Stärke, Glykogen und Zellulose.
- Bei vergleichbaren Anwendungsbedingungen, insbesondere gleichen Verweilzeiten, ist Saccharose gefährlicher als Fructose und Glucose. Erst im Abstand folgen Maltose und Lactose.
- Besonders gefährlich sind in Zahnspalten auf Plaques verbleibende Nahrungsreste, die gut vergärbare Kohlenhydrate enthalten, weil sie lange Einwirkungszeiten immer neu gebildeter Säuren möglich machen. Ähnlich wirken klebrige Speisen. Hier kann Stärke z. B. gefährlicher werden als gelöste Saccharose. Ein Fakt, der z. B. eine Anordnung von Kohlenhydraten nach ihrer kariogenen Potenz für die Praxis nicht erlaubt.
- Positiv wirkt sich der Einfluß des Speichels aus, weil er Pufferwirkung besitzt und die pH-Werte in den Plaques wieder anzuheben vermag.
- Negativ wirkt sich der Einfluß des Speichels aus, weil er Fermente enthält, die Polysaccharide abzubauen vermögen und damit Nährsubstrat für Plaques-Bakterien liefert aus Stoffen, die sonst unschädlich wären.
- Es gibt keine vernünftige Untergrenze, ab der eine schädigende Wirkung eines potentiellen Säurebildners aufhören würde. Bereits 0,1 µg Saccharose genügt, um in Plaques den pH-Wert von 6,4 auf 5,6 abzusenken.
- Dichte und Alter von Plaques spielen eine wichtige Rolle. Feuchte Plaques enthielten ca. 4×10^8 Zellen pro mg.

All dieser Umstände sollten wir uns bewußt sein, wenn der Versuch unternommen wird, Pharmaka bezüglich ihrer kariogenen Wirkung einzustufen. Es ist zuweilen der Eindruck entstanden, daß die Pharma-Industrie große Packungszahlen von Lutschtabletten, Vitaminschokoladen, Hustensirupen und med. Kindertees unter das Volk bringt. Entsprechend dieser vermeintlich riesigen Menge wird sie für das Kariesgeschehen verantwortlich gemacht. Welche Bedeutung im Rahmen des Gesamtproblems den

Pharmaka überhaupt nur zukommen kann, möge folgende Mengenbetrachtung erläutern:
In der BRD und in Berlin wurden 1984 rund 2 Mill. t Saccharose verkauft. Davon gelangten in pharmazeutische und chem. Produkte 7000 t, also nur 0,35 %! 600.000 t gelangten über den Haushaltszucker in den Magen des Bundesbürgers, weitere 530.000 t in Getränkeform, 436.000 t in Form von Süßigkeiten wie Schokolade und Eis und letztlich 406.000 t als Backwaren, Brotaufstriche, Obst- und Gemüsekonserven.
Während der Gesamtabsatz sich nur um 3,4 % in den Jahren von 1980 bis 1984 verminderte, fiel im gleichen Zeitraum die in der Pharma- und chemischen Industrie eingesetzte Menge um 16 %. Sicher auch aus dem Bestreben, Diabetikern problemlose Arzneimittel an die Hand zu geben, ohne extra „Diabetiker"-Arzneimittel zu schaffen.
Dies zur Frage, welchen Stellenwert selbst ein völliger Verzicht auf den Einsatz von Zucker in der Pharma-Industrie hätte.

Damit soll nicht ausgeschlossen werden, daß es Arzneimittel und einzelne Anwendungsgebiete gibt, die tatsächlich ein gewisses Kariesrisiko beinhalten.

Nach heutigem Stand der Karies-Forschung können alle Arzneimittel außer Betracht bleiben, die sofort geschluckt werden. Damit scheiden alle in Tablettenkernen verarbeiteten Zucker und vergärbaren Kohlenhydrate, alle ohne Zerkleinern zu schluckende Dragées, Filmtabletten und Kapseln aus. Weiterhin sind im wesentlichen unbedenkliche Arzneiformen, die nur ein- bis dreimal täglich, **und** dies zu den Mahlzeiten, eingenommen werden. Ihre mögliche kariogene Wirkung ist gering gegen die der Nahrung. Ein mögliches Restschadpotential muß sowieso durch Mundhygiene bekämpft werden. Übrig bleiben feste und flüssige Arzneiformen, die entweder eine häufige Einnahmefrequenz – auch zwischen den Mahlzeiten oder nachts – erfordern oder besonders für eine längere Verweilzeit im Mund- und Rachenraum vorgesehen sind **und** Zucker oder vergärbare Kohlenhydrate an die Plaquebeläge der Zähne abzugeben vermögen. Zu dieser Kategorie gehören nur ein kleiner Bruchteil der Arzneimittel, nämlich: Lutschtabletten, Baby- und Kindertees, flüssige perorale Arzneiformen mit größerer Anwendungshäufigkeit und med. Kaugummis. Es mag noch einige weitere Formen geben, aber die zu ziehenden Schlußfolgerungen dürften dieselben sein.

Tassenfertige Tees, die kohlenhydrathaltige Trägerstoffe enthalten

Sie enthalten Zucker bzw. vergärbare Kohlenhydrate als strukturierende Basis zur Aufnahme von

Pflanzenextraktrückständen wie z. B. Fenchel-Extrakte, die bei direkter Versprühung sirupös blieben. Ferner wird so eine ausreichende Extraktverdünnung im Instant-Pulver hergestellt, damit eine Löffeldosierung möglich wird. Zur Anwendung gelangt häufig eine teilhydrolysierte Stärke (Amylum hydrolysatum), die aus einem Gemisch von Dextrinen, Maltopolyosen, Maltose und Glukose in nicht konstantem Mengenverhältnis besteht. Auch Maltodextrin und Maltose, ein aus zwei Glukosemolekülen zusammengesetztes Disaccharid, werden gern als Trägerstoffe eingesetzt; in jüngster Zeit vereinzelt auch teurere gelatineartige Eiweißträger mit klarer Wasserlöslichkeit. Auch die eingesetzten Pflanzenextrakte – also die gewünschte Wirkkomponente – enthalten – wenn auch in geringer Menge – im Mund vergärbare Kohlenhydrate oder Oligosaccharide.

Selbst bei Fortlassen aller Trägerstoffe oder bei Einsatz von Eiweißen bleibt ein kariogenes Restrisiko, weil es keine sichere untere Grenze für nicht schädliche Mengen gibt. Das seit 1980 zu Recht diskutierte Phänomen der Milchzahnkaries ist in seiner Entwicklungsgeschichte sicher komplexer als aus den ersten Berichten zu schließen ist. Es sei hier auf eine Studie in 1000 Fällen von Weyers aus 1983 verwiesen. In ihr wird keine direkte Korrelation zwischen Genuß von kohlenhydrathaltigen Tees und Karies-Entstehung gefunden. Von 7 Kindern, die zuckerhaltige Fertigtees länger als drei Jahre aus Saugerflaschen nuckelten, wies hier nur eines eine Karies der Frontzähne auf. Deshalb sollte ernsthaft erwogen werden, ob es sich hier wirklich um eine Hilfsstoffdiskussion oder nicht doch um das notwendige Durchsetzen anderer Verbrauchergewohnheiten geht.

Unbestritten ist, daß eine dauernde Umspülung der Zähne mit zuckerhaltigen Lösungen sowohl bei Babys, bei Kindern, als auch bei Erwachsenen zu vermeiden ist. Baby-Tees in Nuckelfläschchen dürfen nicht als Schnullerersatz dienen. Eine breitenwirksame Aufklärung über den richtigen Umgang mit dem Lebensmittel Zucker bzw. mit Kohlenhydraten ist sicher vonnöten und erfolgt auch bereits in vielen Anwendungsempfehlungen. . . . Fläschchen nicht als Beruhigungsschnuller überlassen . . . Flasche selbst halten . . . häufiges oder andauerndes Umspülen der Zähne kann Karies verursachen.

Auch sollte das Karies-Risiko nicht unnötig erhöht werden, indem man Saccharose über den benötigten Süßeffekt hinaus zur Vortäuschung großer Mengen Instant-Tee-Granulaten beimischt.

Ein Einsatz von Zuckerersatzstoffen, zu denen in diesem Fall auch Eiweiß gehören würde, ist sicher mindestens teilweise möglich. Er kann aber auch andere Risiken bedingen, die genauso abgewogen und durch entsprechende Versuche ausgeschlossen werden müssen.

Lutschtabletten mit größerer Anwendungshäufigkeit, Lingual-, Sublingual- und Bukkal-Tabletten

Sie finden Anwendung zur Vorbeugung und Behandlung von Infektionen des Mund- und Rachenraumes. Sie werden eingesetzt für Wirkstoffe, bei denen eine Schleimhautresorption erreicht werden muß oder soll (Hormone, Nitroglycerin, Vitamine). Hier wird Saccharose und Glukose eingesetzt, um Poren in den Tabletten durch eine konzentrierte Zuckerlösung zu belegen und so die Auflösungsgeschwindigkeit hinauszuzögern. Ferner werden Lactose, Stärke, Saccharose und Glukose als Füll- und Trägerstoffe verwendet.

Da hier definitionsgemäß ein Kontakt über längere Zeit mit plaque-bedeckten Zähnen vorliegt, sollte ernsthaft die Ablösung kariogener Hilfsstoffe durch Zuckeraustauschstoffe angestrebt werden. Technisch brauchbare Lösungsmöglichkeiten gibt es. Es kann Mannit oder Xylit als Glukoseersatz dienen. Auch D-Sorbat könnte eingesetzt werden, wenn auch nicht für Diabetiker.

Die Größenordnung, in der man so etwas gegen die Kariesausbreitung tun könnte, zeigt allerdings auch eine Schweizer Statistik aus dem Jahr 1977, nach der in Mund- und Rachendesinfektionsmitteln nur 0,2 % der im Land verkauften Saccharose landeten (341 t von 150.000 t).

99,8 % des Saccharose-Risikos sind also **nicht** in den Mund- und Rachendesinfektionsmitteln zu finden.

Flüssige perorale Arzneiformen, Sirupe

Traditionell bedingt werden eine Reihe von Arzneimitteln als Sirupe angeboten. Diese enthalten auch nach der Arzneibuchdefinition süßschmeckende Mono- und Disaccharide.

Ihr Zusatz hat mehrere Gründe. Einerseits ist es oft notwendig, Arzneimitteln Geschmackskorrigenzien zuzugeben, da diese sonst wegen eines charakteristischen, oft unangenehmen Geschmacks nur mit Widerwillen oder gar nicht eingenommen würden, was in besonderem Maß für Säuglinge und Kleinkinder gilt. Andererseits wird oft durch Zuckerzusatz (insbesondere von Milchzucker) ein Auskristallisieren von Wirk- oder anderen Hilfsstoffen oder bei Dispersionen eine Sedimentation verhindert.

Sollten die oben bereits genannten Kriterien – häufigere Anwendung auch außerhalb der Essenszeiten – zutreffen, – aber auch nur dann! – scheint es notwendig, kariogene, im Mund leicht vergärbare Kohlenhydrate und Zucker durch Zuckeraustauschstoffe zu ersetzen. Dies ist technologisch möglich. Allerdings sollte auch hier die Breitenwirkung der Maßnahme nicht überschätzt werden. Flüssige perorale Formen sind deutlich weniger häufig als feste Arzneiformen, und viele von ihnen werden so selten angewandt, daß daraus kein Kariesrisiko entstehen kann.

Medizinische Kautabletten – Kaugummis – Bonbons

Wegen des hier tatsächlich vorhandenen Kariesrisikos sollten sie nur mit Zuckeraustauschmitteln hergestellt werden. Prinzipiell dürften keine unüberwindlichen technologischen Schwierigkeiten auftreten. Hustenbonbons stellen den Grenzfall dar zum Lebensmittel. Sicher können bei ihnen Zuckereinsparungen vorgenommen werden. Aber was wird es bewirken angesichts der übrigen Süßigkeitsberge?

Abschließende Zusammenfassung

Neue Erkenntnisse in der Kariesgenese haben zu einer Möglichkeit geführt, den Einsatz von Zuckern und von leicht im Mund zu Zuckern vergärbaren Kohlenhydraten in Pharmaka neu zu bewerten. Nichts spricht gegen eine Deklarationspflicht wesentlicher Zuckeranteile und im Mund vergärbarer Kohlenhydrate bei Arzneimitteln, die ein kariogenes Risiko beinhalten. Als Broteinheit (BE) findet sich ein vergleichbarer Hinweis ohnehin auf vielen Arzneimitteln als Orientierungshilfe für Diabetiker. Die Überprüfung des Nutzen/Risikoverhältnisses ergibt, daß es bei häufig verwendeten Lutsch-, Lingual-, Sublingual- und Bukkaltabletten, Kautabletten und med. Kaugummi angebracht ist, neben der Aufnahme von Warnhinweisen bei bestehenden Produkten den Ersatz von kariogenen Hilfsstoffen durch Zuckeraustauschstoffe ins Auge zu fassen. Bei tassenfertigen Baby-Tees sollte das Risiko durch entsprechende – aber nicht inkriminierende – Warnhinweise eingegrenzt werden. Der Einsatz von Zuckeraustauschstoffen stößt hier auf technologische Schwierigkeiten. Vermieden werden sollte ein Aufmischen tassenfertiger Tees mit reinem Zucker, insbesondere wenn dadurch nur „Mengen" billig vorgezeigt werden sollen.
Kritisch muß angemerkt werden, daß das Problem der Kariesentstehung mit all diesen Maßnahmen nur zu einem untergeordneten Teil angegangen werden kann. Solange auch heute noch
 25 % aller Deutschen keine Zahnbürste besitzen
 und sich
 80 % aller Deutschen weigern, eine ausreichende
 Mundhygiene
zu betreiben, darf man sich nicht wundern, daß 95 % aller Kinder über 8 Jahre Kariesschäden aufweisen, die 99 % aller Erwachsenen begleiten.
Tröstlich ist aber immerhin, daß offensichtlich Aufklärungsarbeit Früchte zeigt. Trotz fast konstantem Zuckerverbrauch der Bevölkerung ist nach Dr. Weyers in Stade die Kariesfrequenz zurückgegangen.
Auch der mögliche und begrüßenswerte Einsatz von Zuckerersatzstoffen in Pharmaka kann nicht darüber hinwegtäuschen, daß der Schlüssel zur Lösung des Karies-Problems woanders liegt. Bessere Mundhygiene und bessere Kenntnisse über physiologisch notwendige Ernährungsvoraussetzungen, das rechtzeitige Umstellen des Säuglings auf Trinken aus Bechern statt elternentlastendes Saugen an Beruhigungsschnullern wird um Größenordnungen effektiver sein als das Kurieren an Rezepturen von Pharmaka.

8.1 Diskussion zum Vortrag von Herrn Liebig:

Schöch, Dortmund:

Sie sagten, daß der Zucker und die vergärbaren Kohlenhydrate in Medikamenten größenordnungsmäßig nicht viel ausmachen. Ich stimme Ihnen zu, aber psychologisch ist es miserabel, wenn wir Ärzte ein Prinzip vertreten sollen, von dem heute jeder weiß, daß es nicht richtig ist. Mit anderen Worten, die Umfeldproblematik ist aus meiner Sicht um Größenordnungen gewichtiger als der aktuelle kariogene Beitrag. Im übrigen wundere ich mich auch, was alles süß schmeckt, und ich habe sogar das Gefühl, daß manche Dragees, die Zuckerglasur in einer Form tragen, die ganz besonders leicht löslich ist. Fazit: wir sollten auf der medizinischen Seite nicht mit schlechtem Beispiel vorangehen, und der Pharmahersteller ist doch nichts anderes als eine Säule im Gesamtgebäude der Medizin.

Liebig, Bremen:

Zucker in etwas löslicher Form ist beim Schlucken notwendig, weil er die Speichelsekretion stark anregt und sie oft einen Mangel haben und dann über Schluckbeschwerden klagen. Andererseits, wie oft schlucken Sie so etwas? Die Zuckerdragees sind heute nicht mehr in der Überzahl, es sind nur noch wenige. Sie sind zum Teil durch Filmdragees abgelöst worden, und andererseits bitte ich auch doch anzumerken, daß ich Ihnen durchaus für eine Reihe von Arzneimitteln folge. Wir sollten mit gutem Beispiel vorangehen, dort wo es sinnvoll ist. Ich sehe aber nicht ein, daß man diese Debatte ausweitet, so daß dann wieder eine weitere no compliance für Arzneimittel entsteht und wir wirklich keinen Effekt damit erzielen, z. B. mit einem Verbot, teilhydrierte Stärke einzusetzen. Wir handeln uns damit eine Menge anderer Risiken ein, die sicher der Anwender nicht übersieht.

Schöch, Dortmund:

Darf ich direkt dazu etwas sagen? Das Problem der no compliance ist kein Problem, das in Ihrer und unserer Hand liegt. Dies ist ein Problem, das heute von der breiten Öffentlichkeit diskutiert wird, und ich könnte mir vorstellen, daß es klüger ist, den ersten Schritt zu tun, als sich den zweiten aufzwingen zu lassen. Er kommt zweifelsohne.

Liebig, Bremen:

Soweit technologisch möglich, soweit einverstanden. Bloß, ich bitte auch um Verständnis für technologische und andere Schwierigkeiten, die im Einzelfall diskutiert werden müssen.

Eberle, Bonn:

Ich möchte Herrn Prof. Schöch doch noch einmal unterstützen. Sie haben sicher Recht, daß die breite Wirkung des Problems Karies nicht gelöst wird durch zuckerfreie Arzneimittel. Umgekehrt haben wir aber gerade bei Kindern eine ganze Reihe von Arzneimitteln, die als Geschmackskorrigenz Zucker enthalten. Wir haben da selber mal eine ganze Reihe von Pharmaherstellern gefragt; es wird sehr viel als Sirup hergestellt und verkauft, vor allem Erkältungspräparate, aber auch Fieberpräparate. Die kranken Kinder, die solche Sirupe nehmen müssen, müssen diese ja genau in der Form einnehmen, wie sie besonders kariogen ist, nämlich über den ganzen Tag verteilt, häufig des nachts, auch vor dem Einschlafen. Der Speichel ist dann mit Zucker angereichert und – so sind mir jedenfalls Untersuchungen bekannt – man kann dann sogar feststellen, auf welcher Seite das Kind schläft, weil nämlich genau die Backenzähne, auf die der Speichel herunterfließt, besonders kariogen sind. Jetzt meine Frage: Wenn dieser Zucker in den Arzneimitteln als Geschmackskorrigenz eingesetzt wird und sonst keine Funktion hat, wie es aus der Beschreibung der Hersteller hervorgeht, was spricht dann dagegen, diese Sirupe, diese Arzneimittel mit Zuckeraustauschstoffen herzustellen? Das Mengenproblem, wie bei unkontrolliertem Süßigkeitenkonsum, fällt doch bei Arzneimitteln weg. Es ist auch nur eine kleine Gruppe betroffen, aber die insbesondere intensiv. Warum soll ein Kind, das krank ist und dadurch Arzneimittel nehmen muß, als Nebenwirkung auch noch Karies bekommen? Ich sehe nicht das Problem von Herrn Liebig.

Liebig, Bremen:

Wir wollen sicher nicht hochgradige Karies bei Kindern züchten, aber die Voraussetzung, daß Zucker nur als Geschmackskorrigenz eingesetzt wird, ist falsch. Einerseits hatte ich vorhin darauf hingewiesen, daß viele Stoffe dadurch in Lösung gehalten werden und ein Zusatz eines Lebensmittels mir lieber ist, als wenn ich einen anderen chemischen Stoff zusetze und zweitens verhindere oder damit gleichzeitig die Möglichkeit, daß eine Bakterienflora auf solchen Lösungen entsteht. Ich müßte sonst etwas anderes hineintun, um denselben Effekt zu bekommen. Da zählt wieder das, was ich anfangs sagte. Im Zweifelsfall entscheide ich mich bei der Pharmaentwicklung für ein Lebens-

mittel. Die Häufigkeit der Anwendung der Zucker-
säfte sollte man auch nicht übertreiben. Wenn sie die
absoluten Absatzzahlen sehen würden, minimiert
sich auch dieses Problem und ein einmal in zwei Jahren vorkommender Gebrauch wird dann auch nicht
direkt zur Karies führen.

Hildebrandt, Berlin:

Ich habe noch eine Anmerkung. Wir haben es hier
nicht nur mit antikariogenen Wirkungen von Zuckeraustauschstoffen zu tun oder kariogenen Wirkungen
von Zuckern, sondern wir haben hier auch bei systemischen Wirkungen, gerade beim Diabetiker, immer
noch das Problem, daß er offensichtlich anders als die
normale Bevölkerung „Medizin" nehmen muß, die
ihm eventuell als Broteinheit angeboten wird. Meine
Frage ist hier: Sollte man nicht versuchen, auch diesen Teil der Bevölkerung zu berücksichtigen und vielleicht dort auf Saccharose verzichten, wo ein Aus-
tauschstoff möglich wäre?

Liebig, Bremen:

Eine kurze Antwort dazu. Wenn ich nun Sorbit
nehme, dann kommt die Sorbitunverträglichkeit. Ich
handele mir für das eine wieder etwas anderes ein.
Man sollte das sorgfältig abwägen. Das kann man nur
im Einzelfall.

Pahlke, Berlin:

Bevor ich das Wort an Herrn Kröncke gebe, möchte
ich auch eine Bemerkung machen. Arzneimittel
nimmt man ja wirklich diskontinuierlich und das
sollte man nicht verkennen. Andererseits sollte man
dort, wo es möglich ist, doch bei den Herstellern darauf dringen, daß sie möglichst Zuckeraustauschstoffe
einsetzen, und die Frage des Diarrhöerisikos ist ja nun
auch wieder nicht so stark, weil die Menge in aller
Regel ja klein ist und sich über den Tag verteilt.

Kröncke, Erlangen:

Es kommt doch nicht auf die durchschnittlichen
Absatzzahlen an, sondern es kommt auf die längerfri-
stige Aufrechterhaltung von Zuckerkonzentrationen
in der Mundhöhle an. Wenn das bei Lutschtabletten,
Sirupen und ähnlichen Pharmaka so ist, auch nur für
wenige Tage oder Monate, dann wären wir Ihnen
dankbar, wenn Sie hier Süßstoffe verwenden könnten, die nicht abbaufähig sind.

Liebig, Bremen:

Das habe ich ausdrücklich in meinem Referat angeboten.

9. Der Begriff „zahnschonend" in der Kariesprophylaxe – Definition und praktische Bedeutung

Thomas Imfeld

Einleitung

Die Tatsache, daß kariöse Läsionen das Ergebnis eines von außen auf die Zahnhartsubstanzen einwirkenden Prozesses sind, ist wissenschaftlich gesichert und allgemein anerkannt. Für die Kariesentstehung braucht es prinzipiell vier Grundelemente:

1. Der Zahn, bestehend aus Schmelz und Dentin

2. Bakterien, in Form des Zahnbelages, der Plaque

3. Vergärbare Kohlenhydrate, vor allem Saccharose in Form von Nahrungs- und Genußmitteln

4. Zeit

Die **Notwendigkeit von Bakterien** für die Kariesentstehung dokumentierten 1954 Orland und Mitarbeiter (1) mit völlig steril aufgezogenen sog. gnotobiotischen Tieren, welche keine bakteriellen Zahnbeläge aufwiesen. Diese Tiere entwickelten auch bei einer für normale Tiere stark kariogenen Nahrung keine kariösen Läsionen. Daß der **direkte Kontakt zwischen Nahrungsmitteln und Zähnen** Voraussetzung für die Kariesentstehung ist, wurde 1950 von Kite und Mitarbeitern (2) bewiesen. Sie zeigten, daß Ratten, die ihre Nahrung ohne Mundkontakt per Magensonde erhielten, keine Karies entwickelten. Die **ursächliche Rolle der vergärbaren Kohlenhydrate** im Kariesprozeß wurde 1953 von Haldi und Mitarbeitern (3) dargestellt. Sie bewiesen erstmals, daß Tiere, denen nur der Kohlenhydratanteil der Nahrung per os, der Rest aber per Sonde verabreicht wurde, Karies entwickelten. Seit diesen fundamentalen Grundlagenbeweisen haben unzählbare wissenschaftliche Arbeiten zum Verständnis der zentralen Bedeutung des Kohlenhydratstoffwechsels der Plaquemikroorganismen für die Kariesentstehung beigetragen. Einerseits ist die bakterielle Bildung von intra- und extrazellulären Polysacchariden, vornehmlich aus Saccharose, für die Entstehung einer strukturierten Zahnplaque unerläßlich und andererseits führt die mikrobielle Verstoffwechselung von diätetischen Kohlenhydraten zur Bildung organischer Säuren, welche die Zahnhartsubstanz angreifen. Es gilt also: **Ohne Zahnbelag oder ohne vergärbare Zucker keine Karies.**

Möglichkeiten der Kariesvorbeugung

Entsprechend den erwähnten Grundelementen der Kariesentstehung haben sich die kariesprophylaktischen Aktivitäten der Präventivzahnmedizin vor allem auf drei Pfeiler abgestützt:

1. Schutz des Zahnschmelzes

2. Zahnbelagsentfernung

3. Diätveränderung

Der größte Erfolg beim **Schutz des Zahnschmelzes** bzw. dessen Resistenzerhöhung wurde durch den Einsatz von Fluorid, vor allem mittels der passiven kollektiven Fluoridierung via Zahnpasten, Salz oder Trinkwasser errungen.

Die wirksamste Kariesprophylaxe, nämlich eine perfekte individuelle Mundhygiene mit täglicher **vollständiger Plaqueentfernung** ist, wie die Erfahrung zeigt, leider nur im Einzelfall, jedoch nicht in der Gesamtbevölkerung erreichbar. Hauptgrund ist das mangelnde Wissen der Patienten um die kausalen Zusammenhänge von Zahnbelag und Karies. Oft fehlt es auch an Interesse, ein Mangel übrigens, der mit dem Abdecken der zahnärztlichen Kostenfolgen durch die Kassen noch gefördert wird.

Da wir also realistischerweise davon ausgehen müssen, daß Herr und Frau Normalverbraucher nie frei von Zahnbelägen sind, muß ergänzend zum Schutze des Zahnschmelzes eine Verminderung der Säureangriffe auf denselben angestrebt werden. Dies ist durch eine **Diätveränderung** erreichbar. Eine massive Verminderung des Gesamtkonsums vergärbarer raffinierter Zucker wäre zahnmedizinisch und auch allgemeinmedizinisch zwar wünschenswert, ist aber angesichts der vielen politischen und ökonomischen Interessenverstrickungen der Zuckerindustrie absolut illusorisch. Viele Untersuchungen am Tier und am Menschen haben aber gezeigt, daß der Kariesbefall **nicht von der Gesamtmenge** des konsumierten Zuckers abhängt, **sondern vielmehr von der Häufigkeit der Zuckereinnahme.** Im Zentrum der präventiv-zahnmedizinischen Anstrengungen, den schädlichen Einfluß vergärbarer Kohlenhydrate einzudämmen, stehen deshalb die tagsüber am häufigsten konsumierten Süßwaren, also süße Zwischenmahlzeiten, Schleckereien, Naschereien, Limonaden und zuckerhaltige, rezeptfreie Pharmaka, wie Hustenbonbons, Halsfeger usw. Letztere werden in den USA zu Recht „Medical Candies" genannt.

Süße Zwischenmahlzeiten, Bonbons, Kaugummi, Schokolade usw. verbinden in einer für die Kariesentstehung idealen Weise die schädigenden Einflüsse einer hohen Zuckerkonzentration einerseits und einer großen Häufigkeit der Einnahme andererseits. Da sie in kleinen Mengen über den ganzen Tag verteilt genossen werden, führen sie zwangsläufig zu einem über den ganzen Tag erhöhten Kariesrisiko. Hier sind deshalb Diätveränderungen notwendig und sinnvoll. Durch den Einsatz von Zuckeraustauschstoffen und künstlichen Süßstoffen, die in der Mundhöhle durch die Plaquebakterien weniger oder gar nicht vergärt werden können, ist es möglich, süße Alternativprodukte herzustellen, die im Gegensatz zu den zuckerhaltigen Vorbildern nicht zum Schaden der Zähne genossen werden. Solche Produkte werden in der Schweiz als „zahnschonend" bezeichnet und ihr Marktanteil steigt laufend.

Die Präventivzahnmedizin fordert also nicht den totalen Ersatz jeglichen Nahrungszuckers durch Zuckeraustauschstoffe, sondern nur den medizinisch, nahrungsmitteltechnologisch, politisch und ökonomisch machbaren Austausch des oral vergärbaren Zuckers im Süßwarenangebot.

Kariogenitätstests

Wie aber kann entschieden werden, ob eine Süßware kariogen ist oder nicht? Verschiedene Labormethoden und klinische Untersuchungen zur Bestimmung der Kariogenität von Nahrungs- und Genußmitteln sind entwickelt und vorgeschlagen worden (4–10):

– **Labortests:**
Sie werden in einem geschlossenen System durchgeführt und beurteilen meist nur einen oder nur wenige Gesichtspunkte der Kariesentstehung. Parameter, wie etwa Nahrungsmittelretention in der Mundhöhle, Diffusion des Substrates durch die Zahnbeläge oder Wirtsfaktoren wie Speichelstimulation, Pufferkapazität der Mundflüssigkeit oder Häufigkeit der Einnahme werden notgedrungen vernachlässigt. Laboruntersuchungen sind zwar als Pilotstudien sehr wertvoll, sie können aber nie zu einer ganzheitlichen Beurteilung der Kariogenität einzelner Markenartikel führen (11).

– **Tierversuche:**
Es bestehen große Meinungsunterschiede über die Aussagekraft von Kariesstudien am Tiermodell. Einig ist sich die Wissenschaft darüber, daß die Tierversuche wertvolle Wegweiser für klinische Untersuchungen sind. Eine 1 : 1-Extrapolation von Resultaten auf den Menschen ist aber nicht möglich (11). Kariogenitätstests fertiger Markenprodukte am Tier sind vor allem deshalb sehr schwierig, weil Versuchstiere diese Produkte oft gar nicht oder zumindest nicht in der gleichen Art und Weise wie Menschen konsumieren.

– **Klinische Kariogenitätsstudien am Menschen:**
Kariesstudien einzelner Nahrungs- und Genußmittel am Menschen sind sehr zeitintensiv, äußerst kostspielig, und sie wurden auch zu Recht im Hinblick auf die nötigen Kontrollgruppen als unethisch bezeichnet. Kariogenitätsstudien einzelner Markenartikel am Menschen wären in jeglicher Hinsicht undenkbar.

Intraorale Plaque-pH-Telemetrie

Die intraorale Plaque-pH-Telemetrie am Menschen bietet, wie die langjährige Erfahrung zeigt, die Möglichkeit, schnell und verhältnismäßig einfach einen Entscheid darüber zu fällen, ob ein Nahrungs- oder Genußmittel unter natürlichen Konsumbedingungen Karies erzeugen kann oder nicht.

Grundlagen:
Zahnfäule oder Karies entsteht durch die Störung des Gleichgewichtes zwischen dem Hydroxylapatit des Zahnschmelzes und der Kalzium- und Phosphationenkonzentration des Zahnbelages. Bei neutralem pH-Wert ist die Zahnplaque gegenüber dem Zahnschmelz übersättigt. Führt die bakterielle Vergärung von Kohlenhydraten aus der Nahrung im Zahnbelag zu Säurebildung, so sinkt der pH-Wert, wodurch das Ionengleichgewicht gestört wird und Zahnschmelz in Lösung geht. Der pH-Wert, unterhalb dem der Zahnschmelz angegriffen wird, wird kritischer pH-Wert genannt. Aufgrund verschiedenster Experimente ist man sicher, daß der kritische pH-Wert zwischen pH 5,0 und pH 6,0, höchstwahrscheinlich um pH 5,5 liegt (12–23). Die positive Korrelation zwischen Plaque-pH-Senkung und Kariesentstehung wurde am Menschen mehrfach bewiesen (24–26). Die Plaqueazidogenität eines Nahrungs- oder Genußmittels, d. h. seine Fähigkeit, eine Plaque-pH-Senkung durch die bakterielle Vergärung der in ihm enthaltenen Kohlenhydrate zu verursachen, ist also für das Auftreten von Karies von zentraler Bedeutung. Die intraorale Plaque-pH-Telemetrie, erstmals publiziert 1965 (27) und 1966 (28), mißt auf nicht invasive Weise diese Plaqueazidogenität.

Methode:
Entwicklung und Methodik der intraoralen Plaque-pH-Telemetrie wurden 1982 (29) und 1983 (30) im Detail beschrieben. Ich will sie hier nur übersichtsmäßig darstellen.

Als Versuchspersonen dienen freiwillige Patienten mit einer natürlichen Oberkieferbezahnung, die im Unterkiefer eine Teilprothese zum Ersatz von verlorenen Backenzähnen tragen. Zur Herstellung von Telemetrieprothesen werden spezielle Gerüste gegossen, wobei die Okklusionsebenen aus Metall bestehen. Auf diese Weise bleibt zwischen dem Metallaufbiß und der Kunststoff-Kieferkammauflage genügend Platz zum Einbau der elektronischen Bestandteile für die Telemetrie-Messungen. In einer Seite jeder Prothese wird die Krone eines extrahierten Zahnes so eingebaut, daß sie nach dem Einsetzen der Test-Prothese mit einem natürlichen Pfeilerzahn der Versuchsperson zusammen einen Interdentalraum begrenzt. Durch die eingebaute Zahnkrone wird eine miniaturisierte pH-Glaselektrode hindurchgeschoben, deren sensitive Spitze dann unterhalb des Kontaktpunktes des obengenannten Zwischenzahnraumes zu liegen kommt (Abb. 1). In die andere Seite der Testprothese wird eine speziell miniaturisierte Steckdose für den Anschluß der Drahtverbindung zu den Registrierapparaturen eingebaut (Abb. 2).

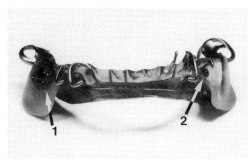

Abb. 2: Unterkiefertelemetrieprothese. 1 = Miniaturisierte Steckdose; 2 = Eingebaute Zahnkrone mit pH-Elektrode.

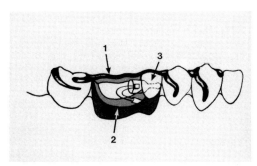

Abb. 1: Schematische Seitenansicht einer Kieferhälfte mit dem Sattel einer Telemetrieprothese zum Ersatz eines Molaren und eines Prämolaren. 1 = Metallische Aufbißebene; 2 = Kunststoffbasis; 3 = Eingebaute natürliche Zahnkrone mit Glas-pH-Elektrode. Elektrodenspitze im Zwischenzahnraum.

ermöglicht. Es ist auch die einzige Methode, die dabei weder die Struktur noch die Diffusionsverhältnisse der natürlichen Plaque zerstört. Die physiologische Säureneutralisation durch die Mundflüssigkeit und die Wirkung eventueller alkalinisierender Produktzusätze werden mitregistriert.
Die gute Reproduzierbarkeit der Messungen wurde in retrospektiven Studien durch Analyse der in-vivo-Meßresultate gleicher Versuchspersonen bei gleichen Testbedingungen über 2 bis 5 Jahre bewiesen (31,32). Plaque-pH-Messungen nach identischen Kohlenhydratgaben bei Kindern, Jugendlichen und Erwachsenen ergaben gleiche Kurvenverläufe in allen Altersgruppen (33). Resultate erwachsener Versuchspersonen können also auf Kinder übertragen werden. Die Methode ist international bekannt und anerkannt. Sie wurde auch von anderen Forschergruppen im Ausland kopiert und mit Erfolg angewandt.

Die gereinigten, plaquefreien Test-Prothesen werden eingesetzt und die Versuchspersonen werden angewiesen, ihre Eßgewohnheiten nicht zu ändern. Während einer Testdauer von 3 bis 7 Tagen ist ihnen jede Mundhygiene mit Zahnpasta untersagt. Wasserspülungen zur Nahrungsrestentfernung und der Gebrauch einer Zahnbürste mit Wasser im Oberkiefer sind gestattet. Dadurch wird das ungestörte Wachstum eines natürlichen Zahnbelages auf dem Zahnschmelz und über der Elektrodenkuppe gewährleistet.
Während der Telemetrie-Messungen konsumieren die Versuchspersonen die Testprodukte und die pH-Verhältnisse im Zahnbelag, und in der Mundflüssigkeit werden während und nach der ungestörten Einnahme, dem Lutschen oder Kauen laufend als Kurve aufgezeichnet. Die pH-Telemetrie ist die einzige in-vivo-Methode, die eine schnelle und zuverlässige Messung der H^+-Ionenkonzentration unter einem Zahnbelag auf der Höhe der Schmelzoberfläche

Interpretation:

Es ist wichtig festzustellen, daß eine graduelle Beurteilung der Kariogenität von getesteten Substanzen aufgrund der pH-telemetrischen Resultate nicht möglich ist, da die individuelle Häufigkeit, mit der die getesteten Substanzen vom Konsumenten eingenommen werden, unbekannt ist. Die Telemetrie allein erlaubt weder die Voraussage einer hohen Kariogenität noch die Unterscheidung verschiedener Kariogenitätsgrade. Sie ermöglicht jedoch – und das ist für uns ausschlaggebend – die Voraussage einer äußerst geringen Kariogenität. Die Häufigkeit der individuellen Einnahme kann nämlich dann vernachlässigt werden, wenn die bakterielle Säurebildung in vivo den Plaque-pH-Wert nicht unter 5,7 senkt (34). Telemetrisch gemessene pH-Werte nach dem normalen Konsum einer Testsubstanz über oder minimal auf dieser kritischen Grenze können als Beweis eines geringen kariogenen Potentials der eingenommenen

Substanz gewertet werden. Plaque-pH-telemetrische Begutachtungen dienen also der Abklärung, ob Fertigprodukte in ihrer marktreifen Form durch die Mundflora vergärt werden können und deshalb zu einer pH-Senkung im Zahnbelag unter den für die Kariesentstehung kritischen pH-Wert führen. Ist dies nicht der Fall, so dürfen die Produkte in der Schweiz als „zahnschonend" (IKS-Registrierung) oder „zahnfreundlich" (BAG-Registrierung) angepriesen werden, da sie auch bei häufigem Konsum nicht zu Zahnschäden führen können.

Der Begriff zahnschonend

Die Definition des Begriffes „zahnschonend" erfolgte 1969 durch das Schweizerische Bundesamt für Gesundheitswesen (BAG). Laut Artikel 182, § 4 der Schweizerischen Lebensmittelverordnung dürfen Marktprodukte in der Werbung als „zahnschonend" bezeichnet werden, wenn unter in vivo-Bedingungen am Menschen der Beweis erbracht wurde, daß der pH-Wert im Zahnbelag während und innerhalb von 30 Minuten nach dem Genuß des Produktes nicht in Folge Kohlenhydratvergärung unter 5,7 abfällt. Der gewählte Grenzwert von pH 5,7 ist der sehr empfindlichen Meßmethode der Telemetrie angepaßt und schließt eine Sicherheitsmarge, im Hinblick auf die Industrietoleranz bei der Produkt-Herstellung ein. Seit Februar 1981 darf synonym auch die Bezeichnung „zahnfreundlich" verwendet werden. Bei der Interkantonalen Kontrollstelle für Heilmittel (IKS) registrierte zuckerhaltige Pharmaka, wie Hustenbonbons etc., benutzen den Begriff „zahnschonend", reine Genußmittel benutzen eher den Ausdruck „zahnfreundlich". Slogans, wie „antikariogen" oder „karieshemmend" sind verboten, da sie einen Heilungseffekt suggerieren.

Warum ist der Begriff „zahnschonend" vorteilhaft und worin liegt seine praktische Bedeutung?

Der positive Wert des Begriffes beruht auf 4 Säulen:
1. Für die Legislative ist er wissenschaftlich gesichert und einfach und klar definiert.

2. Für die Exekutive ist er einfach und schnell kontrollierbar.

3. Für den Konsumenten ist er klar verständlich und vertrauenswürdig.

4. Für die Präventivzahnmedizin ist er ein wertvoller Beitrag zur Erreichung der oralen Gesundheit der Bevölkerung.

Für die **Legislative** ist es von grundlegender Bedeutung, daß dem Begriff „zahnschonend" ein einfacher Ja/Nein-Entscheid zugrunde liegt. Dieser Entscheid wird aufgrund wissenschaftlicher in vivo-Tests der fertigen Marktprodukte am Menschen gefällt. **Die Zulassung „zahnschonend" wird also für ein Marktprodukt und nicht für einen Inhaltsstoff gegeben.** Durch diese klare Grundlage wird die Verordnung juristisch einfach faßbar und auch sicher. Es gibt keine zahnschonenderen oder weniger zahnschonenden Produkte.

Für die **Exekutive** gilt, daß eine Verordnung immer nur so gut ist, wie die Kontrolle ihrer Befolgung. In der Schweiz muß der Hersteller ein telemetrisches Gutachten über die zahnschonenden Eigenschaften seines Produktes erstellen lassen. Aufgrund eines positiven Gutachtens erlaubt ihm das Gesundheitsamt die Benutzung des Labels „zahnschonend" bzw. „zahnfreundlich". Solche Gutachten werden an der Station für Bioelektronik eines Zahnärztlichen Universitätsinstitutes gemacht. Die Kontrollbehörde weiß genau, welche Produkte zahnschonend sind und welche nicht. Die zugelassenen Produkte werden in bestimmten Abständen auf dem Markt neu gekauft und telemetrisch nachkontrolliert.

Für den **Konsumenten** ist der Begriff „zahnschonend" der einzige bekannte lebensmittelverordliche Hinweis, der es ihm ermöglicht, bei der Wahl von Süßwaren ein Kariesrisiko auszuschließen. Dies ist Sinn und Zweck der amtlichen Bestimmung. Sie ist also im weitesten Sinn dem Bereich des Konsumentenschutzes zuzuordnen. Andere Ausdrücke, wie z. B. der oft verwendete Begriff „zuckerfrei" sind deshalb für den Konsumenten verwirrend und wertlos, weil sie in den Lebensmittelgesetzen verschiedener Länder unterschiedlich definiert sind. Je nachdem, ob ein Produkt aus dem Inland oder aus dem Ausland stammt, bedeutet die Aufschrift „zuckerfrei" entweder frei von allen vergärbaren Lebensmittelzuckern (wobei Stärke aber nicht ausgeschlossen bleibt) oder sie bedeutet nur saccharosefrei und das Produkt kann andere Zucker, z. B. Fruktose, enthalten. Die Deklaration „zuckerfrei" ist somit weder für den Diabetiker noch für den kalorien- oder den zahnbewußten Konsumenten wirklich brauchbar. Präventivzahnmedizinisch drängt sich deshalb der Begriff „zahnschonend" auf internationaler Ebene auf. **Er gerät nicht in Konflikt mit den verschiedenen nationalen Gesetzgebungen und ist auch unabhängig von der Chemie der Zucker in den Süßwaren selbst.** Er allein ermöglicht dem Konsumenten ein für seine Zähne unschädliches „dolce vita" ohne wenn und aber. Der Erfolg der Marketing-Kampagne der Aktion Zahnfreundlich in der Schweiz zeigt, daß die Bevölkerung sehr wohl daran interessiert ist.

Ich bin der festen Überzeugung, daß die Identifikation zahnschonender Produkte mittels der intraoralen Plaque-pH-Telemetrie zusammen mit der gesetzlichen Definition und Kontrolle der Werbebenutzung dieses Begriffes nicht nur die einzig gangbare, sondern auch der beste Weg zu einer Kariesreduktion in der Bevölkerung mittels Diätveränderung ist.

Literatur

1. Orland, F. J.; Blayney, J. R.; Harrison, R. W.; Reyniers, J. A.; Trexler, P. C.; Wagner, M.; Gordon, H. A.; Luckey, T. D.: Use of the germfree animal technique in the study of experimental dental caries. I. Basic observations on rats reared free of all microorganism. J Dent Res 33, 147, 1954.
2. Kite, O. W.; Shaw, J. H.; Sognnaes, R. F.: The prevention of experimental tooth decay by tube-feeding. J Nutr 42, 89, 1950.
3. Haldi, J.; Wynn, W.; Shaw, J. H.; Sognnaes, R. F.: The relative cariogenicity of surcrose when ingested in the solid form and in solution by the albino rat. J Nutr 49, 295, 1953.
4. Blix, G. (ed.): Nutrition and caries prevention. Symp. of the Swedish Nutrition Foundation, III (Almqvist & Wiksell, Uppsala 1965).
5. Proc. Workshop on Cariogenicity of Food, Beverages, Confections and Chewing Gum, Research Institute (Am. Dental Association Health Foundation, Chicago 1966).
6. Bibby, B. G.: Methods for comparing the cariogenicity of foodstuffs. J Dent Res 49, suppl., p. 1334, 1970.
7. Gould, R. (ed.): Dietary chemicals vs. dental caries. Adv Chem Ser 94 (Am. Chemical Society, Washington 1970).
8. Shaw, J. H.; Roussos, G. G. (eds.): Sweeteners and dental caries. Spec. suppl. feeding, weight and obesity abstracts (Information Retrieval, Washington 1978).
9. Bibby, B. G.; Shern, R. J. (eds.): Proc. Methods of Caries Prediction. Spec. suppl. microbiology abstracts (Information Retrieval, Washington 1978).
10. Mühlemann, H. R.: Sugar substitutes and plaque-pH-telemetry in caries prevention. J Clin Periodontol 6, extra iss., p. 47, 1979.
11. ADA Health Foundation Research Institute: Cooperative program on foods, nutrition and dental health. J Am Dent Ass 97, 239, 1978.
12. Fosdick, L. S.; Starke, A. C.: Solubility of tooth enamel in saliva at various pH levels. J Dent Res 18, 417, 1939.
13. Stephan, R. M.: Changes in hydrogen-ion concentration on tooth surfaces and in carious lesions. J Am Dent Ass 27, 718, 1940.
14. Stephan, R. M.: Intra-oral hydrogen-ion concentrations associated with dental caries activity. J Dent Res 23, 257, 1944.
15. Strålfors, A.: Studies of the microbiology of caries. II. The acid fermentation in the dental plaques in situ compared with Lactobacillus count. J Dent Res 27, 576, 1948.
16. Ericsson, Y.: Enamel-apatite solubility. Acta Odont Scand 8, suppl. 3, p. 1, 1949.
17. Strålfors, A.: Investigations into the bacterial chemistry of dental plaques. Odont Tidskr 58, 153, 1950.
18. Fosdick, L. S.; Calandra, J. C.; Blackwell, R. Q.; Burrill, J. H.: A new approach to the problem of dental caries control. J Dent Res 32, 486, 1953.
19. Englander, H. R.; Carter, W. M. J.; Fosdick, L. S.: The formation of lactic acid in dental plaques. III. Caries-immune individuals. J Dent Res 35, 792, 1956.
20. Clement, A. J.; Plotkin, R.; Fosdick, L. S.: The formation of lactic acid in dental plaques. II. Oral conditions of primitive bushmen of the western Kalahari desert. J Dent Res 35, 786, 1956.
21. Mühlemann, H. R.: Zuckerfreie, zahnschonende und nichtkariogene Bonbons und Süßigkeiten. SSO 79, 117, 1969.
22. Bössmann, K.: Entwicklung und Anwendung einer Methode zur experimentellen Karieserzeugung in vitro. Die Quintessenz, Series ZF, Berlin, 1977.
23. Jenkins, G. N.: The Physiology and Biochemistry of the Mouth; 4th ed., p. 388 (Blackwell, Oxford, 1978).
24. Turtola, L. O.; Luoma, H.: Plaque pH and content of extracellular cations in caries-active and caries-inactive subjects modified by sucrose and additives. Caries Res 6, 271, 1972.
25. Agus, H. M.; Un, P. S. H.; Cooper, M. H.; Schamschula, R. G.: Ionized and bound fluoride in resting and fermenting dental plaque and individual human caries experience. Archs Oral Biol 25, 517, 1980.
26. Mainwaring, P. J.: A relationship between plaque pH and caries increment in 11- to 12-year-old boys. Caries Res 15, 206, 1981.
27. Graf, H.; Mühlemann, H. R.: Glass electrode telemetry of pH-changes in interdental human plaque. J Dent Res (Abstract) 44, 1039, 1965.
28. Graf, H.; Mühlemann, H. R.: Telemetry of plaque-pH from interdental area. Helv Odont Acta 10, 94, 1966.
29. Imfeld, T.: Interdental Plaque-pH-Telemetry. In: "Surface and Colloid Phenomena in the Oral Cavity: Methodological Aspects." Proceedings of a workshop on saliva-dental plaque and enamel surface interactions, Eds. Frank and Leach, IRL Press Ltd., London, pp. 143–156, 1982.
30. Imfeld, T.: Identification of low caries risk dietary components. Monographs in Oral Science, Vol. 11, S. Karger, Basel, 1983.
31. Imfeld, T.: In vivo assessment of plaque acid production, a long-term retrospective study. In: "Health and Sugar Substitutes". Proceedings ERGOB, Conf., Geneva 1978, S. Karger, Basel, pp. 218–223, 1978.
32. Firestone, A. R., Imfeld, T. and Schiffer, S.: Reproducibility of in vivo interdental plaque-pH measurements in humans following a sucrose rinse. Caries Res 19, 189–190, 1985.
33. Imfeld, T.; Lutz, F.: Intraplaque acid formation assessed in vivo in children and young adults, Pediatric Dentistry 2, 87, 1980.
34. Mühlemann, H. R.: Sugar substitutes and plaque-pH-telemetry in caries prevention. J Clin Periodontol 6, Extra Issue 7, 47, 1979.

9.1   Diskussion zum Vortrag von Herrn Imfeld

Knappwost, Hamburg:

Meine Damen und Herren! Mit dem eben definierten Begriff „zahnschonend" kann ich mich nicht einverstanden erklären. Ich will das anhand des ersten Bildes begründen. Es zeigt den Verlauf des pH in der Plaque nach Genuß von Weißbrot als Funktion der Zeit, etwa eine Stunde lang. Der pH fällt innerhalb weniger Minuten unter eine bei pH 5,7 eingezeichnete Horizontale, durchläuft ein Minimum, um nach etwa 45 Minuten wieder die 5,7-Horizontale zu überschreiten. Die Fläche zwischen der Kurve unterhalb der 5,7-Horizontale und der 5,7-Horizontalen wurde als Maß für die Kariogenität vorgeschlagen. Wir haben gezeigt, daß das nicht richtig ist, daß vielmehr die Löslichkeitskurve des Apatits (Löslichkeit als Funktion des pH) berücksichtigt werden muß und haben das Verfahren zur exakten Bestimmung der Kariogenität aus dem genannten Flächenstück und der Löslichkeit des Apatits veröffentlicht.

Das Absinken des pH der Plaque unter den Wert 5,7 (Kritischer Wert der Remineralisation), über den wir, wie Herr Imfeld eingeräumt hat, noch diskutieren müssen, kann keinesfalls als Kriterium für Kariogenität gelten; denn schon bei einem höheren F-Gehalt des Speichels liegt der „kritische Wert der Remineralisation" weit unter pH 5,7!

In Bild 2 sind pH-Zeit-Kurven der Plaque verschiedenen Plaquealters (von 0 bis 72 Stunden) nach dem Kauen von Weißbrot wiedergegeben. Meßort: Interdentalraum zwischen den Zähnen 3 und 4 im Oberkiefer; Elektrode: Zentralpunktelektrode. Während bei jüngerer Plaque das Minimum bei pH bei etwa 5,7 liegt, erscheint Weißbrot an 72 Stunden alter Plaque „hochkariogen" (pH 4,5).

Wenn also wie bei der Züricher Methode ohne oder mit Drahtableitung an mehrere Tage alten Belägen gemessen werden muß, wird praktisch jedes physiologische Kohlenhydrat, auch Vollkornbrot, als hochkariogen erscheinen. Dann bleiben nur die Zuckeraustauschstoffe übrig. Ich weiß nicht, ob es der Sinn einer solchen pH-Metrie ist, praktisch alle Kohlenhydrate als „nicht zahnschonend" zu kennzeichnen.

Imfeld, Zürich:

Ich glaube, es ist ein Irrtum, wenn man meint, mein Vortrag hätte den Sinn der Telemetrie zeigen sollen. Ich habe ja nur zeigen müssen, inwieweit die Telemetrie im Zusammenhang mit dem Begriff zahnschonend verwendet wird. Ich habe ja gesagt, daß wir beim Begriff zahnschonend keinen negativen claim machen wollen. Wir wollen sagen, wenn sie das essen, unabhängig wie sie es essen und unabhängig wie häufig sie es essen, kann ihnen nichts passieren. Damit natürlich klar, daß es eigentlich nicht groß darauf ankommt, mit welchem Plaquealter man das macht. Im Normalfall wird man verschiedene Plaquealter testen. Wir machen Plaquealter von 1–7 Tagen. Das ist ziemlich realistisch. Wenn man die Verkaufszahlen, z. B. von Zahnseide oder Zahnfaden in Deutschland ansieht und durch die Anzahl der Dentalräume, also Zwischenzahnräume, die in Deutschland herumlaufen, dividiert, dann weiß man, daß Fritz Normalverbraucher drei Monate alte Plaque zwischen den Zähnen hat, weil er dort mit der Zahnbürste nicht hinkommt, und wenn er in seinem Leben nie eine Zahnseide gebraucht hat, dann ist es einfach so. Das gilt aber auch für andere Länder. Es hat nicht einen systematischen Grund, warum wir mit hohen Plaquealtern, also drei bis sieben Tage, arbeiten, sondern weil das sehr realistisch ist. Zweitens, das Wichtige ist hier, es geht uns nicht darum, nur die Zuckerersatzstoffe gelten zu lassen. Ich kenne einige Produkte, die sind nach unserer Definition zahnschonend, obwohl sie Kohlenhydrate enthalten. Das ist ja der Sinn und Zweck der Methode, daß wir im Mund unter natürlichen Konsumbedingungen testen. Wenn sie einem Produkt andere Wirkstoffe beimengen oder wenn sie einem Produkt eine Form geben, mit der es sehr speichelstimulierend ist, weil es stark gekaut wird, dann kann es zum Teil Kohlenhydrate, und zwar unter Umständen sogar ziemlich viele, enthalten. Es ist aber im Einzelfall im Produkt abzuklären und das ist Sinn der Sache: Nicht Inhaltsstoffe zu qualifizieren, sondern definitive Marktprodukte.

Kröncke, Erlangen:

Herr Imfeld hat doch die pH-Telemetrie lediglich als, nach Schweizer Meinung, geeignete Möglichkeit zur Definition des Begriffes zahnschonend verwendet. Unter den Bedingungen, die er klar definiert hat und die mit verschiedenen Meßmethoden gar nichts zu tun haben, verdient ein Marktprodukt diese Bezeichnung.

Man kann sehen, daß in den pH-Kurven, die Herr Knappwost und Herr Imfeld gezeigt haben, riesige Unterschiede über die Zeitdauer des pH's bestehen. Es ergibt sich ganz einfach, daß hier methodisch zumindest Verschiedenes getan wird. Ich sehe keinen Grund, dies an dieser Stelle anzufechten.

Knappwost, Hamburg:

Ich will Ihnen gleich antworten. Der Unterschied besteht darin, daß wir an einer ganz besonders kariesanfälligen Stelle im Oberkiefer zwischen den Zähnen drei und vier gemessen haben, und unsere Messungen, Sie können sie sich ansehen, sind mit aller Kritik erarbeitet worden.

Schöch, Dortmund:

Also, wenn ich es richtig verstanden habe, bezogen sich Ihre Messungen, Herr Imfeld, auf Süßigkeiten, also auf Genußmittel. Herr Knappwost hat sich auf Lebensmittel schlechthin bezogen. Mich erregt das deshalb, weil wir auf Dauer gesehen natürlich nicht von Süßigkeiten leben können und wenn wir das ganz scharf durchdenken, was Sie uns vortragen, entsteht in der Tat eine Situation, in der wir eigentlich nicht mehr wissen, was wir essen sollen. Denn die American Heart Association verbietet uns mehr als 30 % unserer Kalorien in Form von Fett zu uns zu nehmen. Wir alle wissen, daß wir viel zu viel Eiweiß zu uns nehmen, mit allen möglichen Folgen, die ich jetzt nicht aufzählen möchte. Bleiben also nur noch die Kohlenhydrate. Die Kohlenhydrate sind per Definition allesamt vergärbar und somit nicht zahnschonend.

Imfeld, Zürich:

Ich glaube, Sie haben das jetzt entweder etwas überspitzt oder Sie haben mich mißverstanden. Ich habe gesagt, zahnschonend interessiert uns bei den süßen Zwischenmahlzeiten und Süßigkeiten. Karies ist eine Funktion der Häufigkeit, und wieviel Kohlenhydrate Sie mit der Hauptmahlzeit einnehmen ist eigentlich irrelevant. Wir wollten ja nur eben das dolce vita, das sehr kariogen ist, ersetzen. Ich habe, so glaube ich, extra betont, die Präventivzahnmedizin will nicht in den Ersatz des Zuckers durch Zuckeraustauschstoffe im globalen Lebensmittelsektor, wir sind zwar schon etwas optimistisch, aber so gewiß nicht.

Pölert, Bonn:

Ich glaube, die Befunde, daß man auch mit Weißbrot bei gealtertem Plaque pH-Werte bis etwa 4,5 erzielen kann, zahnmedizinisch doch ausgesprochen interessant und für uns sehr aufregend sind. Jetzt hatten Sie dazu gesagt, daß zu befürchten ist, daß sämtliche Brotsorten sich der gleichen Bewertung zu erfreuen haben. Ich meine allerdings, daß es da doch Befunde gibt, die anders aussehen. Gerade bei ballaststoffreicheren Broten scheint durch die Mechanik des Kauvorganges, durch Speichelanregung usw. dann doch eine andere pH-Führung zu erwarten sein. Können Sie bestätigen, daß normales Weißbrot erstens an den Zähnen klebende Kaumasse gibt, die auch säuert und daß solche Effekte bei ausgesprochenen Vollkornbroten sich anders darstellen.

Knappwost, Hamburg:

Es gibt da zweifellos Unterschiede. Also ein grobkörniges Vollkornbrot, das die Speichelsekretion durch intensiveres Kauen anregt, führt nicht ganz so weit herunter, aber Sie kommen auch in die Gegend um fast 4. Ich wollte einfach trotz gewisser gradueller Unterschiede innerhalb unserer lebensnotwendigen Kohlenhydrate Tatsachen nennen. Das war der Sinn meiner Bemerkungen. Das Absinken des pH unter 5,7 bedeutet noch lange nicht Karies. Die Kariogenität muß anders definiert werden.

Pahlke, Berlin:

Es ist doch eine sehr wichtige Feststellung, daß wir mit dem pH auch mit unseren normalen kohlenhydrathaltigen Lebensmitteln relativ weit herunterkommen.

Imfeld, Zürich:

Das stimmt schon, den Unterschied in den Broten, den gibt es auch im Tierversuch. Ich glaube, das Problem ist, wir zügeln das Pferd falsch auf. Denn die Nahrung ist ja nicht per se kariogen, sondern in einem bestimmten Konsumumfeld und darum interessiert uns die Zwischenmahlzeit. Nach der Hauptmahlzeit nehmen wir an, daß der Durchschnittsverbraucher einigermaßen Mundhygiene betreibt. Auch wenn er sie unvollständig betreibt, hat er damit mindestens die Rückstände entfernt und den Zahnbelag auf den Glattflächen der Zähne und hat keine verweilenden Kohlenhydrate mehr im Mund. Die Frage ist, wieviel bringt er dann zwischen den Hauptmahlzeiten wieder ein.

Pahlke, Berlin:

Ich sehe, es zeichnet sich immerhin schon ein Kompromiß dahingehend ab, daß die Zwischenmahlzeit der Hauptfaktor für die Kariogenität ist. Das ist, glaube ich, etwas, was wir festhalten sollten, und ein ganz wesentliches Ergebnis unseres Symposiums.

Liebig, Bremen:

Nur ein Argument noch, das eigentlich nicht so sachbezogen ist. Daran kann es keinen Zweifel geben, daß das, was Sie definiert haben, sauber und korrekt ist. Ich habe als Mensch der Industrie ein bißchen Sorge, daß so ein schönes, gängiges Werbeargument „zahnschonend" nun voll ausgespielt wird und zwar voller Sachberechtigung und dann aber mögliche andere

Negierungen, aus ganz anderen Gebieten, übertönt. Es gibt sicher eine Menge anderer Gesichtspunkte, nach denen ich ein Nahrungsmittel – nach der Menge, nach der Kalorienzahl, was weiß ich alles – bewerten kann. Das verschwindet dann hinter dem Mäntelchen „zahnschonend". Das wird eine Werbeaussage, die wir nachher nicht mehr in der Hand haben.

Eberle, Bonn:

Ich habe eine Frage zur Meßmethodik. Mir ist aufgefallen, Herr Prof. Imfeld, daß Sie sagten, der Proband, bei dem diese Telemetrie durchgeführt wird, putzt nur die oberen Zahnreihen. Hat das einen bestimmten Grund, daß der Proband nicht so unkontrolliert die Zähne putzt wie sonst auch?

Imfeld, Zürich:

Nein, nur den einen Grund, wenn die Telemetrieprothese eingesetzt wird, ist sie sauber, und wenn er im Unterkiefer putzen würde, würden wir eine nicht natürliche Plaque aufwachsen lassen. Die Plaque würde dann beeinflußt. Erstens würde sie weggeschrubbt, zweitens, wo sie nicht weggeschrubbt würde, würde ja die ganze Chemie der Zahnpasta, z. B. das Fluor, hereinkommen und wir wollen ja eine natürliche Plaque aufbauen. Wenn die Plaque mal entstanden ist, dann stört uns das Reinigen im Prinzip nicht, weil er im Zahnzwischenraum ja nicht mehr zur Plaque hingelangt. Das Aufwachsen einer Plaque in einer nützlichen Frist können wir durch eine schlechte Mundhygiene beschleunigen.

Drews, Bonn:

Ich habe eine Frage zur Zusammensetzung der Produkte. Es ist zwar betont worden, daß das Produkt selbst gegebenenfalls das Prädikat zahnschonend bekommt und daß es auf die Zusammensetzung im einzelnen und auf die Inhaltsstoffe dabei nicht ankommt. Sicherlich ist aber die Zusammensetzung im einzelnen bei der Beurteilung der Erzeugnisse bekannt und bei einer Änderung in der Rezeptur muß wohl auch erneut eine Beurteilung des gesamten Produktes erfolgen. Sind nun Erzeugnisse, denen das Prädikat „zahnschonend" verliehen wurde, ganz generell auf der Basis von Zuckeraustauschstoffen hergestellt oder gibt es auch Erzeugnisse, die neben Zuckeraustauschstoffen mehr oder weniger große Anteile an Zucker enthalten und bei denen möglicherweise durch einen Zusatz geeigneter Puffersubstanzen einem Absinken des pH-Wertes entgegengewirkt wird?

Imfeld, Zürich

Die Mehrzahl ist schon tatsächlich auf Zuckeraustauschstoffen und Süßstoffen aufgebaut, aber es gibt einige, die sind auf Gelantinebasis usw. aufgebaut und enthalten einen Teil Kohlenhydrate und sind trotzdem zahnschonend. Das ist die Minderzahl. Das ist darauf zurückzuführen, daß es für die Industrie bis jetzt einfacher war, einfach Zuckeraustauschstoffe anstatt Zucker zu nehmen, aber es wäre möglich, es anders zu machen.

Hildebrandt, Berlin:

Herr Imfeld, Sie sagten, daß es ein sicherer Begriff sei, der wissenschaftlich eindeutig sei, weil er mit einer „Ja und Nein"-Argumentation endet. Nachdem Herr Knappwost seine Daten hier vorgestellt hatte, wäre möglicherweise noch eine andere Interpretationsmöglichkeit gegeben, die den Begriff etwas unsicherer macht. Sie sagten ferner, das Produkt sei schnell kontrollierbar. Ich würde gerne wissen, wieviel Stellen es, zumindest in der Schweiz gibt, die in der Lage sind, solche Produkte zu kontrollieren. Hinsichtlich der Vertrauenswürdigkeit habe ich Bedenken bekommen, weil angesichts der Tatsache, daß andere Lebensmittelprodukte, die täglich aufgenommen werden müssen, nicht erfaßt werden. Und der letzte Punkt: Warum bestimmen Sie Marktprodukte und nicht Grundstoffe? Unser Gespräch heute ist ja über Zuckeraustauschstoffe und nicht über Produkte. Wäre es nicht sinnvoll, wenn man grundsätzlich wüßte, ab welcher Konzentration, z. B. eines Zuckeraustauschstoffes, man mit zahnschonenden Eigenschaften rechnen könnte?

Imfeld, Zürich:

Sie haben nach der Anzahl der Kontrollstellen gefragt. In der Schweiz gibt es im Moment zwei Stationen, die das tun. Das genügt für den Schweizer Markt. Warum wir für den Begriff „zahnschonend" nicht die Inhaltsstoffe testen, ist ganz bewußt. Natürlich sind die Inhaltsstoffe einzeln zahnschonend, also z. B. das Sorbit, das Xylit, das Palatinit® usw. Es geht aber um das Produkt, weil das Produkt in seiner spezifischen Konsumart getestet werden muß. Ich kann Ihnen das Beispiel Lycasin® geben. Wenn Sie Lycasin® in Sirupform rein zu sich nehmen, dann kann es sein, daß der pH leicht unter 5,7 geht, einfach wegen der Menge, es gibt immer einen Teil nichtdurchhydrierte Oligosaccharide. Wenn Sie mit Lycasin® ein Bonbon machen, ein Toffee, ein Weichbonbon und das kauen, dann gibt es Speichelstimulation, und es ist dann absolut zahnschonend. Darum wollen wir die Endform, damit wir dem Verbraucher sagen können, das Produkt in dieser Form ist zahnschonend.

10. Möglicher Beitrag von Zuckeraustauschstoffen zur Verhinderung von Karies

G. Siebert

Motto
J. W. von Goethe
FAUST, II. Teil
1. Akt, 2. Szene
Kaiserliche Pfalz, Saal des Thrones
Verse 4917 – 4922

Mephistopheles
Daran erkenn' ich den gelehrten Herrn!
Was ihr nicht tastet, steht euch meilenfern,
Was ihr nicht faßt, das fehlt euch ganz und gar,
Was ihr nicht rechnet, glaubt ihr, sei nicht wahr,
Was ihr nicht wägt, hat für euch kein Gewicht,
Was ihr nicht münzt, das, meint ihr, gelte nicht.

1. Einleitung

„Karies sei eine ernährungsabhängige Krankheit" oder „Karies sei eine Infektionskrankheit", so hört man es. Zusammengenommen ist es richtig. **Mundbakterien und Nahrungs-Kohlenhydrate** reagieren miteinander, vorzugsweise unter Säurebildung, so daß eine kariöse Läsion entsteht.
„Möglicher Beitrag" von Zuckeraustauschstoffen, wie der Titel dieses Referates formuliert worden ist, darf a priori keinen Zweifel an der Wirksamkeit von Zuckeraustauschstoffen bei der Kariesverhütung aufkommen lassen; die Berechtigung des Wortes „möglich" folgt lediglich aus der gegenwärtigen **Rechtslage:** Wären einige Zuckeraustauschstoffe schon zugelassen und wäre darüber hinaus auch der Begriff „zahnschonend" gestattet, dann würde aus dem derzeit nur Möglichen sofort ein auch in praxi echter Beitrag (Loesche, 1985) der Zuckeraustauschstoffe für die Verhinderung der Kariesentstehung.
Die anscheinend vornehme Zurückhaltung, die gleicherweise wissenschaftliche Experten und Behörden kennzeichnet, sollte m. E. jetzt bei den Zuckeraustauschstoffen ein Ende haben.

2. Ausgangspunkt: Kausalfaktoren der Karies

Zucker ist nicht der einzige, aber der wichtigste **Kausalfaktor** bei der Entstehung kariöser Läsionen

(Carlos, 1983; Holloway, 1983). An dieser Tatsache kann beim jetzigen Kenntnisstand nicht mehr gezweifelt werden (Newbrun, 1967; Sreebny, 1982 a; Sheiham, 1983). Auch sind die Beobachtungen über fehlende Karies bei Fructose-Intoleranz-Patienten ein klares Beweisstück (Marthaler, 1967; Marthaler und Frösch, 1967; Newbrun, 1978; Newbrun et al., 1980), da solche Menschen Saccharose-frei leben müssen.

2.1 Saccharose spielt vor allem deswegen die größte Rolle, weil sie unter den gegenwärtigen Lebensumständen in der Bundesrepublik Deutschland das wesentliche Süßungsmittel darstellt; es werden vergärbare Kohlenhydrate in die Mundhöhle eingebracht und es wird die Vorstufe für Plaque-Polysaccharid bereitgestellt. Der Saccharose-Verbrauch in der Bundesrepublik Deutschland wird 1984 mit 80 g/Tag für weibliche und 90 g/Tag für männliche Personen im Ernährungsbericht 1984 angegeben.

2.2 Glucose und Fructose treten derzeit bei uns (noch?) mengenmäßig zurück, obwohl sie in einzelnen Bevölkerungsgruppen (Honig bzw. Trockenfrüchte incl. Rosinen als Süßungsmittel) oder in Ländern mit höherem Verbrauch an Stärkesirupen (USA z. B.) bereits wesentlich zur Aufnahme vergärbarer Kohlenhydrate beitragen. In der Bundesrepublik Deutschland werden, ohne den „Eigenzucker" aus Obst und Gemüse, etwa 15 g Monosaccharide pro Einwohner und Tag aufgenommen.

2.3 Die täglich aufgenommene Zuckermenge ist viel weniger bedeutsam für die Kariesentstehung als die **Häufigkeit** der täglichen Zuckeraufnahme (Gustafsson et al., 1954; Weiss und Trithart, 1960; Stephan, 1966; Bowen et al., 1980; Glass, 1981; Sreebny, 1982 b). Hier muß die Prophylaxe-Strategie ansetzen: Es geht nicht um einen mehr oder weniger weitgehenden Ersatz der Tagesmenge an Zucker durch Zuckeraustauschstoffe (Shaw und Griffiths, 1960). Vielmehr muß die Häufigkeit der Zuckeraufnahme reduziert werden, indem passende Zuckeraustauschstoffe zum Bestandteil derjenigen Lebensmittel werden, welche die Zuckeraufnahme so häufig machen: Süßwaren und Schokoladen, die als Zwischenmahlzeiten geeignet sind; Knabberartikel, zahlreiche Backwaren, Süßspeisen, Erfrischungsgetränke, Kaugummi, süße Brotaufstriche usw. Diese Aussage gilt nicht nur für Saccharose, sondern auch für Glucose und Fructose.
Da die Häufigkeit der Zuckeraufnahme mit der Höhe des Kariesbefalls korreliert ist, muß in beiden Richtungen weitergedacht werden: Steigt die Zahl der täg-

lichen zuckerhaltigen Zwischenmahlzeiten an, so nimmt auch der Kariesbefall zu; nimmt dagegen die Häufigkeit zuckerhaltiger **Zwischenmahlzeiten** ab – z. B. durch Verwendung von Zuckeraustauschstoffen statt Saccharose – so **muß** selbstverständlich die Karieshäufigkeit automatisch sinken.

2.4 In einer ganzen Reihe von Ländern wird seit einigen Jahren ein Rückgang des Kariesbefalls beobachtet (Glass, 1982), der wesentlich der systemischen sowie örtlichen Anwendung von **Fluorid** zuzuschreiben ist (Leverett, 1982). Aus theoretischen und praktischen Gründen kann bei dem gegenwärtigen Zuckerverzehr eine 100 %ige Verhütung von Karies mit Fluorid nicht erreicht werden (Andlaw, 1977; Ainamo, 1980). Obwohl Fluorid der Kariesentstehung nicht eigentlich kausal entgegenwirkt, kann auf seine Anwendung auf keinen Fall verzichtet werden. Jedoch muß die Entwicklung kausal angreifender, kariesprophylaktischer Maßnahmen auf dem Gebiet der Diätetik zwangsläufig zur Verwendung von Zuckeraustauschstoffen statt Saccharose oder anderer monomerer Kohlenhydrate führen.

3. Nicht-Kariogenität von Zuckeraustauschstoffen

Es werden nachstehend nur diejenigen Substanzen behandelt, die **kariesprophylaktisch aussichtsreich** sind; so unterschiedliche Stoffe wie etwa D-Fructose, D-Sorbose, Nystose oder Polydextrose gehören nicht dazu. Markennamen wie etwa Malbit® werden nicht näher behandelt, wenn Malbit bisher kaum Gegenstand kariologischer Prüfungen war; die Hauptkomponente Maltit wird natürlich aufgeführt.

3.1 **Beweisstücke** für die Nicht-Kariogenität von Zuckeraustauschstoffen lassen sich in vitro erstellen; es sind

3.1.1 Nicht-Vergärbarkeit durch Mundbakterien;

3.1.2 Fehlende Substrateignung für die Bildung von Plaque-Polysachariden.

Mit diesen beiden Befunden – sachkundig gemessen – läßt sich die Nicht-**Kariogenität** soweit belegen, daß der Einsatz weiterer in vitro-Methoden (siehe Tab. 1) und ggf. ein abschließender Kariogenitätstest im Tierversuch gerechtfertigt werden kann.

1.	**Enzymatisch** (wenn nicht Monomere wie z. B. Sorbit oder Xylit vorliegen)	1.1 Spaltung mit Invertase (Hefe)	Spezifitätsermittlung; Inhibitorprüfung.
		1.2 α-Glucosidase (Hefe) (Ziesenitz, 1982)	
		1.3 Umsetzung mit Glycosyltransferase (S. mutans) (Imfeld, 1983; Ciardi, 1985)	Substrateignung für Plaque-Polysacharid.
		1.4 Spaltung mit Jejunalmucosa-Homogenat (Mensch) (Siebert und Ziesenitz, unveröffentlicht)	Ersten Daten zur Verdaulichkeit.
2.	**Mikrobiologisch** (für alle Stoffe)	2.1 Säurebildung (Frostell, 1969; 1971; Ziesenitz und Siebert, 1985)	Acidogenität
		2.2 Hemmeffekte (Würsch und Koellreutter, 1982; Waaler und Rölla, 1983; Havenaar, 1984 a)	z. B. auf Saccharose-Vergärung; Antikariogenität.
		2.3 eingesetzte Keime:	
		2.3.1 S. mutans NCTC 10449	
		2.3.2 Lactobacillus LSB 132	
		2.3.3 A. viscosus Ny 1≠30	

Tabelle 1: In vitro-Parameter zur Kariogenitätsprüfung von Zuckeraustauschstoffen (Ziesenitz und Siebert, 1985)

Als Beispiel sei erwähnt eine Untersuchung eines Vertreters der Neo-Sugars, von **Nystose** (Ziesenitz und Siebert, 1985):

A. Spaltbar in 1.1, nicht spaltbar in 1.4 (siehe auch Oku et al., 1984); Rückschlüsse: vermutlich zur Säurebildung geeignet, wenig darmverträglich.

B. Kräftige Säurebildung durch 2.3.1. Schlußbeurteilung: Als Zuckeraustauschstoff nicht geeignet, was aufgrund detaillierter analytischer Prüfung der Inkubationsansätze auf die ganze Gruppe der Neo-Sugars zu übertragen ist (siehe auch Anon., 1985).

Als weiteres Beispiel einer solchen Voruntersuchung in vitro zur Abschätzung der Kariogenität sei erwähnt, daß Isomaltulose (Palatinose®) (D-Glucosido-$\alpha(1{\to}6)$-D-fructose) und Leucrose (D-Glucosido-$\alpha(1{\to}5)$-D-fructose) nicht spaltbar bei 1.1 sind, aber die Saccharosespaltung durch 1.1 hemmen! Beide Zucker sind ganz gut spaltbar bei 1.4, also wohl gut verträglich. In 2.1 sind beide Disaccharide negativ, also nicht-kariogen mit Keim 2.3.1. Hemmeffekte nach 2.2 sind erwiesen (Ziesenitz und Siebert, 1985).

3.2 Nicht-Kariogenität im **Tierversuch** ist für Zuckeraustauschstoffe klar erwiesen. Beispiele betreffen bei den monomeren Polyolen Xylit (Sorbit und Mannit nur in zweiter Linie);
bei Disacchariden die $1{\to}5$- und $1{\to}6$-Bindungsisomeren zu Saccharose, nämlich Leucrose und Isomaltulose (Palatinose®);
bei glykosidisch gebundenen Polyolen Palatinit® *, wohl auch Lycasin 80/55, während Maltit noch nicht voll überblickt wird. Siehe hierzu Tab. 2.
Eine Reihe entscheidender Tierversuche ist durch die Ergebnisse von Studien am Menschen bestätigt worden (Scheinin, 1979; Mäkinen, 1985; Naylor, 1984). Kompetent angewendete Versuchstechnik, unter Beachtung internationaler Übereinkünfte, insbesondere mit den USA, muß vorausgesetzt werden.
Nicht mit aufgenommen in die Tabelle 2 sind Substanzen, deren Eignung als Zuckeraustauschstoffe noch nicht voll zu überblicken ist. So haben Imai et al. (1984) eine umfangreiche Studie über Derivate und Analoge von Saccharose vorgelegt, bei der allerdings die Meßmethode der Vergärbarkeit durch S. mutans fehlerhaft interpretiert wird. Daher kann die Angabe, es seien Xylosylfructosid, Maltosylfructosid, Isomaltosylfructosid (alle mit $\alpha(1{\to}2)\beta$-Anbindung der

---

* Generic name: Isomalt®.

Literaturbefunde zur Nicht-Kariogenität von Zuckeraustauschstoffen

Substanz	Aussage	Zitat
Lycasin 80/55®	Schwache Säurebildung durch Mundbakterien	Bramstedt & Trautner, 1971; Frostell, 1971; Gehring, 1971; Würsch & Koellreutter, 1982; Imfeld, 1983.
	Keine Bildung extrazellulärer Plaque-Polysaccharide	Bramstedt & Trautner, 1971; Imfeld, 1983.
	Sehr geringe bzw. fehlende Kariogenität	Rundegren et al., 1980; Grenby, 1982; Havenaar et al., 1984 a.
	Übersicht	Birkhed et al., 1985.
Maltit	Praktisch keine Säurebildung durch Mundbakterien	Würsch & Koellreutter, 1982; Imfeld, 1983; Ziesenitz & Siebert, 1985.
	Keine Schmelzdemineralisation	Rundegren et al., 1980.
	Fehlende Kariogenität, Übersicht	Birkhed et al., 1985.
Mannit	Schwache Säurebildung durch Plaquebakterien	Frostell, 1969; Birkhed et al., 1979; Imfeld, 1983.
	Geringe Kariogenität	Shaw, 1976.

Tabelle 2   *Fortsetzung nächste Seite*

Fortsetzung Literaturbefunde zur Nicht-Kariogenität von Zuckeraustauschstoffen

Substanz	Aussage	Zitat
Palatinit[*]	Keine Säurebildung durch Streptokokken	Gehring & Karle, 1981; Ziesenitz & Siebert, 1985.
	Keine Säurebildung durch Plaquemischflora	Imfeld, 1983; Ziesenitz & Siebert, 1985.
	Hemmung der Bildung von Plaque-Polysacchariden	Ciardi, 1985.
	Praktisch keine Säurebildung aus D-Glucosyl-$\alpha(1 \rightarrow 1)$ -D-mannit als Palatinit-Komponente (Plaquemischflora)	Imfeld, 1983.
	Schwache Säurebildung aus D-Glucosyl-$\alpha(1 \rightarrow 6)$ -D-Sorbit als Palatinit-Komponente (Plaquemischflora)	Imfeld, 1983.
	Übersicht	Birkhed et al., 1985.
Palatinose[*]	Geringe Säurebildung durch Plaquebakterien	Ooshima et al., 1983; Topitsoglu et al., 1984; Takazoe, 1985; Ziesenitz & Siebert, 1985.
	Keine Bildung extrazellulärer Polysaccharide	Takazoe, 1985.
	Hemmung der Polysaccharidbildung	Birkhed et al., 1985.
	Übersicht über japanische Arbeiten	Takazoe, 1985.
Sorbit	Mäßige Säurebildung durch Mundbakterien	Frostell, 1973; Birkhed et al., 1979; Platt & Werrin, 1979; Imfeld, 1983; Birkhed et al., 1985.
	Mäßige Säurebildung durch S. mutans	Ziesenitz & Siebert, 1985.
	Mäßige Kariogenität	Shaw & Griffiths, 1960; Karle & Gehring, 1975; Bánóczy et al., 1980; Grenby, 1983.
	Übersicht	Birkhed et al., 1985.
Xylit	Wachstumshemmung der Mundbakterien	Assev et al., 1983; Vadeboncoeur et al., 1983; Assev & Rölla, 1984.
	Verringerung des Plaquewachstums	Rekola et al., 1980; Paunio et al., 1984.
	Verringerung der Säurebildung aus Mono- und Disacchariden	Mäkinen et al., 1980; Waaler & Rölla, 1983.
	Verringerung der Säurebildung von S. mutans aus Sorbit	Sasaki et al., 1983.
	Nicht-Vergärbarkeit durch Mundbakterien	Gehring, 1971; Birkhed et al., 1979; Ziesenitz & Siebert, 1985.
	Fehlende Kariogenität im Tierversuch	Karle & Gehring, 1975.
	Hemmung der Saccharose-bedingten Kariesentstehung	Havenaar, 1984 a.
	Förderung der Remineralisation	Havenaar et al., 1984 b; Leach et al., 1983; Havenaar, 1984 b.
	Übersicht	Birkhed et al., 1985; Mäkinen, 1985.

Fortsetzung Tabelle 2

Fructose), Maltosylsucrose (letztere in α[1 → 4]α-Bindung), Nigerosylglucose (letztere in α[1 → 4]α-Bindung) und Isomaltose alles Kandidaten für kariologisch relevante Zuckeraustauschstoffe, hier nur mit Vorbehalt wiedergegeben werden. Die weiteren experimentellen Arbeiten (Birkhed et al., 1985; Edgar und Dodds, 1985) über die sogenannten Coupling Sugars lassen ein kariologisch uneinheitliches Bild erkennen, so daß sie hier nicht näher dargestellt werden. Es scheint trotz der Angaben von Ikeda et al., 1977; 1978; Yamada et al., 1980; Igarashi et al., 1980; Ikeda, 1982, kariologisch wirksamere Substanzen zu geben.

3.3 **Hemmung einzelner Kausalschritte** der Kariesentstehung durch Zuckeraustauschstoffe, in der Literatur öfter als Antikariogenese bezeichnet, ist häufig beobachtet worden. Sowohl Disaccharide als auch Polyole zeigen solche Wirkungen. Sie bestehen z. B. in Hemmung der Säurebildung (Xylit, Palatinit, Palatinose, Leucrose) oder veränderter Bildung extracellulärer Plaque-Polysaccharide (Palatinose, Palatinit). Feinheiten der Wirkungsmechanismen stehen z. T. noch ganz in den Anfängen der Bearbeitung. Monomere Polyole wie Sorbit, Mannit und Xylit können durch hochspezifische Transportproteine in die Bakterien-Zellen aufgenommen werden, wo sie als Xylit-5-phosphat bzw. Sorbit-6-phosphat und Mannit-1-phosphat vorliegen; freie Polyole sind nicht zellverträglich. Xylit-5-phosphat ist Ausgangspunkt eines energieverschwendenden „futile cycle" (Hausman et al., 1984; ten Brink und Beckers, 1985). Viele Zuckeraustauschstoffe liefern Hinweise, daß ihre Wirkung z. T. an den Transportsystemen der Bakterien-Cytomembran für Saccharose, Glucose und Fructose erfolgt (Ziesenitz und Siebert, 1985; Pfeffer et al., 1985), doch stehen Einzelheiten derzeit noch in Bearbeitung. Diese Wirkungen zu verstehen, ist gegenwärtig nur in Ansätzen möglich.

Eine **Hemmung der Kariesentstehung** durch Saccharose im Tierversuch ist bisher mittels Zuckeraustauschstoffen nur selten gezeigt (Havenaar, 1984 a), was womöglich daran liegt, daß ein solcher Ansatz konzeptionell noch nicht voll in die Versuchsmethodik übernommen worden ist. Mit Süßstoffen (Zuckerersatzstoffen) jedoch, die nicht zu den Zuckeraustauschstoffen gehören, sondern als kalorienfreie Süßungsmittel (non-nutritive sweeteners) einzuordnen sind, ist eine massive Unterdrückung der Kariesentstehung gezeigt worden (Siebert et al., 1985).

4. **Untersuchungen am Menschen**

Zur Klärung des Zusammenhangs zwischen Saccharosekonsum und Kariesentstehung sind epidemiologisch-retrospektive Untersuchungen am Menschen (Chilton, 1982; Schrotenboer, 1984) angestellt worden (Sreebny, 1982 a; Russel, 1963; Takeuchi, 1961). Zuckeraustauschstoffe können nicht retrospektiv, sondern nur in **prospektiv angelegten Interventionsstudien** geprüft werden. Dies ist in der Vergangenheit mehrfach geschehen, z. B. in Turku (Scheinin and Mäkinen, 1975), Kazan (Galiulli, 1981) und in Ungarn (Scheinin und Bánóczy, 1985); Praktikabilitätsstudien zu Präventionsmaßnahmen haben in Thailand und Französisch Polynesien (Barmes et al., 1985) kein klares Resultat erbracht; dies wird man den eingesetzten Zuckeraustauschstoffen Sorbit und Xylit nicht anlasten dürfen.

Neben dem Kausalitätserweis der Kariesentstehung durch Saccharose ist auch stets der grundsätzliche Nachweis der Wirksamkeit von Zuckeraustauschstoffen in den oben genannten Untersuchungen erbracht worden. Doch bleibt zu bedenken (Naylor, 1984):

4.1 daß es 18–60 Monate dauert, bis an zweiten Zähnen neue Läsionen klinisch nachweisbar werden;

daß einmal etablierte Läsionen irreversibel sind, ihre experimentelle Induktion also ethisch nicht vertretbar ist;

daß bei der notwendigen Untersuchungsdauer keine Mahlzeiten-Beschreibung erhalten und erst recht keine kontrollierte Nahrungsaufnahme erreicht werden kann;

daß zudem häufig nicht einmal mehr (unbehandelte) Placebo-Gruppen zulässig erscheinen.

4.2 Bei einer mittels Fluorid und Mundhygiene bereits abgesenkten Kariesprävalenz würde eine Intervention mit Zuckeraustauschstoffen aus **biometrisch-statistischen** Gründen nur mit sehr hohen Probandenzahlen bis zum ersten Signifikanz-Niveau geprüft werden können; aus Arbeits-und Finanzgründen ist eine solche Prüfung praktisch nicht mehr durchführbar (Carlos, 1985).

4.3 Intraorale pH-Messungen (Imfeld, 1983) spielen eine wichtige Rolle bei der Entscheidung, ob ein Lebensmittel kariogen ist oder nicht.

Die naturwissenschaftlichen Grundlagen der hierbei ablaufenden Prozesse (Säure-Basen-Dissoziation; Bakterienphysiologie als Beispiele) lassen eine wirkliche Quantifizierung der Meßdaten nicht zu. Gestufte Kariogenitätswerte lassen sich auf diese Weise (trotz der anderslautenden Angaben von Edgar et al., 1975; Edgar, 1982) nicht erhalten, wie Imfeld (1985) ausführt.

5. Statement

Die vorhandenen Befunde belegen bei sorgfältiger argumentativer Durcharbeitung die folgende Feststellung:
Süßschmeckende Lebensmittelbestandteile, deren Nicht-Kariogenität in Laboratoriumsversuchen (in vitro) und in Tierversuchen einwandfrei festgestellt worden ist, können zu einer Herabsetzung der Häufigkeit der Zuckerzufuhr benutzt werden und sind dadurch **imstande, der Kariesentstehung vorzubeugen.** Dazu gehören auch solche Stoffe, welche nicht nur selbst nicht-kariogen sind, sondern auch die Kariesentstehung durch Saccharose zu verringern vermögen. Schwerwiegende lebensmitteltechnologische Probleme werfen Zuckeraustauschstoffe für den Anwender nicht auf.

6. Eine auch für den **Verbraucher** akzeptable Verminderung der Zuckerzufuhr muß erfolgen

● unter Erhalt des jeweiligen Süßgeschmacks;

● unter Berücksichtigung technologischer Erfordernisse (z. B. Körper);

● unter Beachtung einschlägiger Vorschriften des Lebensmittelrechts.

Hierzu eignen sich:

6.1 kalorische Süßungsmittel (nutritive sweeteners) z. B. Disaccharide wie Palatinose und Leucrose sowie Polyole (Xylit, Maltit, Mannit, Sorbit), ferner Polyolgemische wie Lycasin 80/55, körpergebend;

6.2 kalorien-reduzierte (energy-reduced nutritive sweeteners) Süßungsmittel, z. B. Palatinit, körpergebend;

6.3 kalorien-freie Süßungsmittel (non-nutritive sweeteners), z. B. Saccharin, Cyclamat, Aspartam, Acesulfam-K;

6.4 körpergebende Substanzen ohne Süßgeschmack (bulking agents), z. B. echte Glucane (Polyglucosen), vielleicht auch Polydextrose (Pfizer).

7. Schlußbemerkung

Wir verfügen über eine Reihe von Disacchariden sowie von Polyolen, die zur Substitution von Saccha-

rose geeignet sind. Sofern eine Süßstoffkombination zur praktischen Anwendung kommt, ist die Verwendung körpergebender Substanzen unvermeidlich; auch hierfür stehen die obengenannten Zuckeraustauschstoffe zur Verfügung.
Ihre konsequente Anwendung zur Kariesprophylaxe ist der m. E. entscheidende Schritt, auf das Konsumentenverhalten einzugehen (Versuche zu dessen wesentlicher Änderung können bisher nicht als erfolgreich angesehen werden).
Überblickt man die in den letzten Jahren erreichten Fortschritte, so kann man die **Vorhersage** wagen, daß in 10–15 Jahren neu entstandene Karies keine Rolle mehr spielen wird; allerdings muß dann **jetzt** sofort gehandelt werden, in Erkennung der gegenseitigen Verantwortung, die den Einzelnen (wer es auch sei) in die Gesellschaft einbindet.

Danksagung

Der Verfasser dankt Frau Dr. Ziesenitz und Frau Dipl. oec. troph. Schraitle für intensive Mitarbeit und Diskussionen sowie Frau Göpfert für die Manuskripterstellung.

8. Literatur

Ainamo, J.: Relative roles of toothbrushing, sucrose consumption and fluorides in the maintenance of oral health in children. Int. Dent. J. **30**, 54–66, 1980.
Andlaw, R.: Diet and dental caries – a review. J. Hum. Nutr. **31**, 45–52, 1977.
Anonymous: Neosugar, a fructooligosaccharide nonnutritive sweetener. Nutr. Rev. **43**, 155–156, 1985.
Assev, S., Waaler, S. M., Rölla, G.: Further studies on the growth inhibition of some oral bacteria by xylitol. Acta Pathol. Microbiol. Immunol. Scand., Sect. B **91** (B), 261–265, 1983.
Assev, S., Rölla, G.: Evidence for the presence of a xylitol phosphotransferase system in Streptococcus mutans OMZ 176. Acta Pathol. Microbiol. Immunol. Scand., Sect. B **92** (B), 89–92, 1984.
Bánóczy, J., Hadas, E., Esztari, I., Marosi, I., Fözy, L., Szántó, S.: Dreijährige Erfahrungen mit Sorbit im klinischen Längsschnitt-Versuch. Kariesprophylaxe **2**, 39–46, 1980.
Barmes, D., Barnaud, J., Khambonanda, S., Infirri, J. S.: Field trials of preventive regimes in Thailand and French Polynesia. Int. Dent. J. **35**, 66–72, 1985.
Birkhed, D., Edwardsson, S., Ahlden, M. L., Frostell, G.: Effects of 3 months frequent consumption of hydrogenated starch hydrolysate (Lycasin®), maltitol, sorbitol, and xylitol on human dental plaque. Acta Odontol. Scand. **37**, 103–115, 1979.
Birkhed, D., Kalfas, S., Svensäter, G., Edwardsson, S.: Microbiological aspects of some caloric sugar substitutes. Int. Dent. J. **35**, 9–17, 1985.
Bowen, W. H., Amsbaugh, S. M., Monell-Torrens, S., Brunelle, J., Kuzmiak-Jones, H., Cole, M. F.: A method to assess cariogenic potential of foodstuffs. J. Am. Dent. Assoc. **110**, 677–681, 1980.
Bramstedt, F., Trautner, K.: Zuckeraustauschstoffe und Biochemie der Zahnplaques. Dtsch. Zahnärztl. Z. **26**, 1135–1144, 1971.
Brink, B. ten, Beckers, H. J. A.: Does xylitol inhibit growth and acid production of Streptococcus mutans by the introduction of a PEP-consuming futile cycle? 32. ORCA Congress, Stenungsund 1985; Caries Res., in the press.
Carlos, J. P.: A debate over the role of sugars in the etiology of dental caries. J. Pedodont. **7**, 330–332, 1983.
Carlos, J. P.: Tricks and traps in dental clinical trials. Community Dent. Oral Epidemiol. **13**, 79–81, 1985.

Chilton, N. W.: Design and analysis in dental and oral research, 2. ed., Praeger, New York 1982.

Chilton, N. W., Schrotenboer, G. H.: Clinical caries trials. J. Dent. Res. 63, (Spec. Iss.), 693–828, 1984.

Ciardi, E. J.: Persönliche Mitteilung, 1985.

Edgar, W. M., Bibby, B. G., Mundorff, S., Rowley, J.: Acid production in plaque after eating snacks: modifying factors in foods. J. Am. Dent. Assoc. 90, 418–425, 1975.

Edgar, W. M.: Duration of response and stimulus sequence in the interpretation of plaque pH data. J. Dent. Res. 61, 1126–1129, 1982.

Edgar, W. M., Dodds, M. W. J.: The effect of sweeteners on acid production in plaque. Int. Dent. J. 35, 18–22, 1985.

Ernährungsbericht 1984. Deutsche Gesellschaft für Ernährung e. V. (Hrsg.), 1984.

Frostell, G.: Dental plaque pH in relation to intake of carbohydrate products. Acta Odont. Scand. 27, 3–29, 1969.

Frostell, G.: The caries-inducing properties of Lycasin® in comparison to sucrose. Dtsch. Zahnärztl. Z. 26, 1181–1187, 1971.

Frostell, G.: Effects of mouth rinses with sucrose, glucose, fructose, lactose, sorbitol and Lycasin® on the pH of dental plaque. Odont. Revy 24, 217–226, 1973.

Galiulli, A. N.: An estimation of the caries-preventive effect of xylitol. Kazan med. Zh. 67, 16, 1981 (in Russisch).

Gehring, F.: Saccharose und Zuckeraustauschstoffe im mikrobiologischen Test. Dtsch. Zahnärztl. Z. 26, 1162–1171, 1971.

Gehring, F., Karle, E. J.: Der Saccharoseaustauschstoff Palatinit® unter besonderer Berücksichtigung mikrobiologischer und kariesprophylaktischer Aspekte. Z. Ernährungswiss. 20, 96–106, 1981.

Glass, R. L.: Effects on dental caries incidence of frequent ingestion of small amounts of sugars and stannous EDTA in chewing gum. Caries Res. 15, 256–262, 1981.

Glass, R. L. (ed.): The First International Conference on the declining prevalence of dental caries. J. Dent. Res. 61, (Spec. Iss.), 1304–1383, 1982.

Grenby, T. H.: Dental and nutritional effects of Lycasins replacing sucrose in the diet of laboratory rats. J. Dent. Res. 61, 557, 1982.

Grenby, T. H.: Nutritive sucrose substitutes and dental health. In: Grenby, T. H., Parker, K. J., Lindley, M. G. (eds), "Developments in sweeteners" Vol. 2, Appl. Science Publ. Ltd., pp. 51–88, 1982.

Gustafsson, B., Quensell, C. E., Lanke, L. S., Lundqvist, C., Grahen, H., Bonow, B. O., Krasse, B.: The Vipeholm dental caries study – the effect of different levels of carbohydrate intake on caries activity in 436 individuals observed for five years. Acta Odont. Scand. 11, 232–363, 1954.

Hausman, S. Z., Thompson, J., London, J.: Futile xylitol cycle in Lactobacillus casei. J. Bacteriol. 160, 211–215, 1984.

Havenaar, R.: The anti-cariogenic potential of xylitol in comparison with sodium fluoride in rat caries experiments. J. Dent. Res. 63, 120–123, 1984 a.

Havenaar, R., Drost, J. S., Toeld, J. H., Backer Dirks, O., Stoppelaar, de, J. D.: Potential cariogenicity of Lycasin 80/55 before and after repeated transmissions of the dental plaque flora in rats. Archs oral Biol. 29, 993–1000, 1984 a.

Havenaar, R., Huis in't Veld, J. H. J., Stoppelaar de, J. D., Backer Dirks, O.: Anti-cariogenic and remineralizing properties of xylitol in combination with sucrose in rats inoculated with Streptococcus mutans. Caries Res. 18, 269–277, 1984 b.

Hoeven, J. S. van der: Cariogenicity of disaccharide alcohols in rats. Caries Res. 14, 61–66, 1980.

Holloway, P. J. (ed.): The role of sugar in the aetiology of dental caries. J. Dentistry 11, 189–213, 1983. Mit den folgenden Einzelbeiträgen: 1. Moore, W. J.: Sugar and the antiquity of dental caries; pp. 189–190. – 2. Rugg-Gunn, A. J., Murray, J. H.: The epidemiological evidence; pp. 109–199. – 3. Edgar, W. M.: The physiochemical evidence; pp. 199–205. – 4. Drucker, D. B.: The microbiological evidence; pp. 205–207. – 5. Ryan, L. A.: Confectionery and dental caries; pp. 207–209. – 6. Shaw, J. H.: Evidence from experimental animal research; pp. 209–213.

Igarashi, K., Kamiyama, K., Yamada, T.: Effects of glycosylsucrose on a human plaque pH in vivo. J. Dent. Res. 59, (Spec. Iss. B): # 181, p. 932, 1980.

Ikeda, T., Shiota, T., Hirasawa, M., Ochiai, K., Hayashibara, K., Sugimoto, K., Yoshida, M., Otake, S., Michalek, S. M., McGhee, J.: Inhibition of virulence factors of Streptococcus mutans by coupling sugars. J. Dent. Res. 56, (Spec. Iss.), 1977.

Ikeda, T., Shiota, T., McGhee, J. R., Otake, S., Michalek, S. M., Ochiata, K., Hirasawa, M., Sugimoto, K.: Virulence of Streptococcus mutans: Comparison of the effects of a coupling sugar and sucrose on certain metabolic activities and cariogenicity. Infect. Immun. 19, 477–480, 1978.

Ikeda, T.: Sugar substitutes: reasons and indications for their use. Int. Dent. J. 32, 33–43, 1982.

Imai, S., Takeuchi, K., Shibata, K., Yoshikawa, S., Kitahata, S., Okada, S., Arya, S., Nisizawa, T.: Screening of sugars inhibitory against sucro-se-dependent synthesis and adherence of insoluble glucan and acid production by Streptococcus mutans. J. Dent. Res. 63, 1293–1297, 1984.

Imfeld, T. N.: Identification of low caries risk dietary components. Monographs in Oral Science Vol. 11; Myers, H. M. (ed.), Karger Basel, New York, 1983.

Imfeld, T. N.: Persönliche Mitteilung, 1985.

Karle, E. J., Gehring, F.: Wirkung der Zuckeraustauschstoffe Fruktose, Sorbit und Xylit auf Kariesbefall und Plaqueflora der Ratte. Dtsch. Zahnärztl. Z. 30, 356–363, 1975.

Karle, E. J., Gehring, F.: Palatinit und Xylit im gnotobiotischen Rattenversuch. Dtsch. Zahnärztl. Z. 36, 673–676, 1981.

Leach, S. A., Agalamanyi, E. A., Green, R. M.: Remineralization of the teeth by dietary means. In: Leach, S. A., Edgar, W. M. (eds.), "Demineralization and remineralization of the teeth"; IRL Press Ltd., pp. 51–74, 1983.

Leverett, D. H.: Fluorides and the changing prevalence of dental caries. Science 217, 26–30, 1982.

Loesche, W. J.: The rationals for caries prevention through the use of sugar substitutes. Int. Dent. J. 35, 1–8, 1985.

Mäkinen, K. K., Läikkö, J., Rekola, M., Scheinin, A.: Die Wirkung von Xylit und Sorbit auf die Biochemie der Plaque. II. Biochemische Veränderung in Plaque und Gesamtspeichel in Relation zu intensiven, einmonatigem Konsum von Xylit- und Sorbit-Kaugummis. Kariesprophylaxe 2, 103–113, 1980.

Mäkinen, K. K.: New biochemical aspects of sweeteners. Int. Dent. J. 35, 23–35, 1985.

Marthaler, T. M.: Epidemiological and clinical dental findings in relation to intake of carbohydrates. Caries Res. 1, 222–238, 1967.

Marthaler, T. M., Frösch, E. R.: Ist Weißbrot kariogen? Zahnstatus von Individuen mit hereditärer Fructose-Intoleranz. Schweiz. Mschr. Zahnheilk. 77, 630–635, 1967.

Naylor, B. M.: Nutrition and dental decay. Proc. Nutr. Soc. 43, 257–263, 1984.

Newbrun, E.: Sucrose, the arch criminal of dental caries. Odont. Revy 18, 373–386, 1967.

Newbrun, E.: Cariology. Williams & Wilkins Company Baltimore 1978.

Newbrun, E., Hoover, C., Mettraux, G., Graf, H.: Comparison of dietary habits and dental health of subjects with hereditary fructose intolerance and control subjects. J. Am. Dent. Assoc. 101, 619–626, 1980.

Oku, T., Tokunaga, T., Hosoya, N.: Nondigestibility of a new sweetener, "Neo-Sugar", in the rat. J. Nutr. 114, 1574–1581, 1984.

Ooshima, T., Izumitani, A., Sobue, S., Okahashi, N., Hamada, S.: Non-cariogenicity of the disaccharide Palatinose in experimental dental caries in rats. Infect. Immun. 39, 43–49, 1983.

Paunio, K., Hurttia, H., Tenovuo, J., Mäkinen, K. K., Tiekso, J.: Effects on oral health of mouthrinses containing xylitol, sodium cyclamate and sucrose sweeteners in the absence of oral hygiene. I. Clinical findings and analysis of gingival exsudate. Proc. Finn. Dent. Soc. 80, 3–12, 1984.

Pfeffer, M., Ziesenitz, S. C., Siebert, G.: Acesulfame K, cyclamate and saccharin inhibit the anaerobic fermentation of glucose by intestinal bacteria. Z. Ernährungswiss. 24, im Druck, 1985.

Platt, D., Werrin, S. R.: Acid production from alditols by oral streptococci. J. Dent. Res. 58, 1733–1734, 1979.

Rekola, M., Läikkö, J., Anttinen, H., Scheinin, A., Mäkinen, K. K.: Die Wirkung xylit- und sorbithaltiger Kaugummis auf Plaque und Speichel: I. Klinische Aspekte. Kariesprophylaxe 2, 21–27, 1980.

Rundegren, J., Koulourides, T., Ericson, T.: Contribution of maltitol and Lycasin® to experimental enamel demineralization in the human mouth. Caries Res. 14, 67–75, 1980.

Russell, A.: International nutrition surveys: A summary of preliminary dental findings. J. Dent. Res. 42, 233–244, 1963.

Sasaki, N., Topitsoglou, V., Frostell, G.: Effects of xylitol on the acid production activity from sorbitol by Streptococcus mutans and human dental plaque. Swed. Dent. J. 7, 153–160, 1983.

Scheinin, A., Mäkinen, K. K.: Turku sugar studies. Acta Odont. Scand. 33 (Suppl. 70), 5–348, 1975.

Scheinin, A.: Clinical trials on sugar substitutes. In: Guggenheim, B. (ed.), "Health and sugar substitutes", Proc. ERGOB Conf. Genf 1978, pp. 241–246; Karger, Basel, 1979.

Scheinin, A., Bánóczy, J.: Xylitol and caries: The collaborative WHO oral disease preventive program in Hungary. Int. Dent. J. 35, 50–57, 1985.

Shaw, J. H., Griffiths, D.: Partial substitution of hexitols for sucrose and dextrin in caries-producing diets. J. Dent. Res. 39, 377–384, 1960.

Shaw, J. H.: Inability of low levels of sorbitol and mannitol to support caries activity in rats. J. Dent. Res. 55, 378–382, 1976.

Sheiham, A.: Sugars and dental decay. Lancet ii (8319), 282–283, 1983.

Siebert, G., Ziesenitz, S. C.: Unveröffentlichte Befunde, 1984.

Siebert, G., Ziesenitz, S. C., Lotter, J.: Sharply reduced cariogenesis in the sucrose-challanged rat by a mixture of non-nutritive sweeteners. Caries Res., eingereicht, 1985.

Sreebny, L. M.: Sugar and human dental caries. Wld. Rev. Nutr. Diet. **40**, 19–65, 1982 a.

Sreebny, L. M.: Sugar availability, sugar consumption and dental caries. Community Dent. Oral Epidemiol. **10**, 1–7, 1982 b.

Stephan, R. M.: Effects of different types of human foods on dental health in experimental animals. J. Dent. Res. **45**, 1551–1561, 1966.

Takazoe, J.: New trends on sweeteners in Japan. Int. Dent. J. **35**, 58–65, 1985.

Takeuchi, D. D. S.: Epidemiological study on dental caries in Japanese children before, during and after World War II. Int. Dent. J. **11**, 443–457, 1961.

Topitsoglou, V., Sasaki, N., Takazoe, J., Frostell, G.: Effect of frequent rinses with isomaltulose (Palatinose®) solution on acid production in human dental plaque. Caries Res. **18**, 47–51, 1984.

Vadeboncoeur, C., Trahan, L., Mouton, C., Mayrand, D.: Effect of xylitol on the growth and glycolysis of acidogenic oral bacteria. J. Dent. Res. **62** (8), 882–885, 1983.

Waaler, S. M., Rölla, G.: Effect of xylitol on dental plaque in vivo during carbohydrate challenge. Scand. J. Dent. Res. **91**, 256–259, 1983.

Weiss, R. L., Trithart, A. H.: Between meal eating habits and dental caries experience in pre-school children. Am. J. publ. Hlth **50**, 1097–1104, 1960.

Würsch, P., Koellreutter, B.: Maltitol and maltotriitol as inhibitors of acid production in human dental plaque. Caries Res. **16**, 90–95, 1982.

Yamada, T., Kimura, S., Igarashi, K.: Metabolism of glucosylsucrose and maltosylsucrose by Streptococcus mutans. Caries Res. **14**, 239–247, 1980.

Ziesenitz, S. C.: Enzymatische Darstellung und Kariogenitätsprüfung von Disaccharidalkoholen. Dtsch. Zahnärztl. Z. **37**, 550–552, 1982.

Ziesenitz, S. C., Siebert, G.: Unveröffentlichte Berichte, 1985.

10.1 Diskussion zum Vortrag
von Herrn Siebert

Großklaus, Berlin:

Bei Ihren sehr interessanten Untersuchungen mit Streptococcus mutans konnten Sie zeigen, daß der Zusatz von Palatinit® die Fermentation hemmt. Ich habe nur Erfahrung bei in vitro-Messungen mit der Darmflora. Aber meines Wissens kann auch die Plaqueflora, wie die Darmflora, unter anaeroben Bedingungen wirksam sein. Bei der Plaqueflora gibt es auch noch fakultativ-anaerobe Keime, die wie die der Darmflora sauerstoffunempfindlich sind. Also letzten Endes doch sehr große Ähnlichkeiten. Beim Palatinit® haben wir die gleichen Ergebnisse wie Sie gefunden, nämlich, daß bei nichtadaptierter Darmflora die Keime erst nach zwölf Stunden lag-Phase in der Lage sind zu wachsen. Wenn wir dann Palatinit® abbauen, kommt es auch zu einer Säurebildung bzw. zum pH-Abfall. Bei adaptierter Darmflora wird aber der Palatinit schon nach einer lag-Phase von drei Stunden verstoffwechselt und es kommt demzufolge schon früher zu einem starken pH-Abfall. Meine Frage konkret: Wie schaut es mit Streptococcus mutans aus, der wie bei einer Versuchsanordnung von Herrn Imfeld, sieben Tage lang mit einer nichtgeputzten Plaque an Palatinit® adaptiert ist und wenn dann diese Messungen wiederholt werden?

Siebert, Würzburg:

Bei den Darmbakterien kommt es auf die Technik an. Wir legen das anästhesierte Tier in die Stickstoffkammer und entnehmen dort die Flora, gehen sofort über die Waage in die thermostatisierte anaerobe Inkubation und finden, daß die Süßstoffe auch die Vergärung von Glukose durch die Darmbakterien regelhaft hemmen. Der Süßstoffeffekt ist also kein Privileg der Mundbakterien.
Streptococcus mutans könnte man natürlich wiederholt in Palatinitgegenwart oder in Gegenwart irgendeines anderen Prüfstoffes kultivieren. Wir haben das vielfältig getan. Wenn wir Zucker ins Kulturmedium von Anzuchtstämmen geben, findet durch die Prüfstoffe keine Änderung des physiologischen Bakterienverhaltens statt. Die Glukosevergärung oder Saccharose-Fruktose-Vergärung sind unbeeinflußt, es kommt nicht zu einer Aufnahme etwa einer Palatinitvergärung oder etwas anderem. Nach Meinung der Mikrobiologen ist hier die Bakteriengenetik der entscheidende Punkt: wenn etwas genetisch angelegt ist, gehen Mikrobenwelt und Polyol aufeinander ein. Das gilt z. B. für Sorbit. Wenn es nicht angelegt ist, würden wir auf eine Positiv-Mutante zu warten haben, mit der Wahrscheinlichkeit von etwa 1 zu 1 Milliarde.

Kröncke, Erlangen:

Ich möchte hoffen, daß sich Ihre jüngsten Ergebnisse durch Wiederholung an anderen Stellen bewahrheiten. Ich habe auch keinen Zweifel, daß es sich auch wieder bewahrheitet, denn ich weiß, wie in Würzburg die Versuche gemacht werden. Ich möchte das alles nicht in Frage stellen, aber frage: Die Süßstoffe wirken gleichzeitig als Puffer. Sie haben sicherlich Ihren Versuch doch so angelegt, daß die Pufferwirkung durch Zusatz von Süßstoffen nicht zu einer reduzierten Säuremenge führt.

Siebert, Würzburg:

Der einzige Süßstoff, der Pufferkraft hat, ist das Aspartam. Die pk-Werte von Saccharin, Cyclamat und Acesulfam liegen zwischen 0,67 und 1,36, d. h., es sind so starke Säuren, daß wir in dem mundrelevanten pH-Bereich keinerlei Pufferwirkung haben können.

Pahlke, Berlin:

Ich glaube, daß Aspartam sowieso nur eine relativ geringe Rolle spielen kann, weil Süßwaren in aller Regel technologisch so hergestellt werden, daß der Einsatz von Aspartam wahrscheinlich nicht möglich sein wird. Das muß man ja wohl so sehen.

Siebert, Würzburg:

Ja, aber Aspartam ist eine ganz großartige Substanz als Kontrollsubstanz für gleiche Süße.

Pahlke, Berlin:

Das ist unbestritten. Ich denke jetzt mal etwas pragmatisch und praktisch. Ich denke aber auch daran, daß es vielleicht nicht unbedingt erstrebenswert ist, Cyclamat und Saccharin in nennenswerten Mengen nun noch zusätzlich über Süßwaren in die Bevölkerung zu bringen, gerade bei der Verbrauchergruppe Kinder, die wir vorhin schon mehrfach angesprochen haben. Ich möchte das zumindest hier mal als Memo hineingeben, weil es ein Gesichtspunkt ist, den wir bei aller Euphorie nicht unter den Tisch fegen können.

Hildebrandt, Berlin:

Das ist sicherlich richtig, bloß auf der anderen Seite ist natürlich zu bedenken, daß mit Saccharin z. B. heute ungefähr 80 % des ADI-Wertes in einer großen Flasche Coca-Cola ausgeschöpft werden. Von daher kann ich sogar durch eine sinnvolle Kombination eventuell die Menge der Saccharinbelastung senken; Nach der Vorstellung, die in England gang und gäbe ist, daß „a little of a lot" besser als „a lot of a little" ist. Dem könnte man eigentlich zustimmen, wenn man auch die Daten hier sieht. Meine Frage: Ist die Potenzierung ein additiver Effekt?

Siebert, Würzburg:

Nein, er ist weit überadditiv, der Potenzierungsfaktor geht bis zu 7,5 je nach Zucker und je nach Gemischkomposition und Stamm. Über den Wirkungsmechanismus können wir z. Z. nur spekulieren; die Versuche laufen, aber ich kann noch nichts sagen. Wir müssen jedenfalls aufgrund des Synergismus fordern, daß jeder der drei Süßstoffe eine differente Wirkungsweise besitzt. Das ist die Vorbedingung dafür, daß es Synergismen im Sinne der Potenzierung gibt.

Heyns, Hamburg:

Wenn ich Sie recht verstanden haben, dann meinten Sie, daß man mit Zuckeraustauschstoffen insbesondere in Süßwaren in den Zwischenmahlzeiten zählen soll. Wenn man erreicht, daß in den Zwischenmahlzeiten kein Zucker mehr vorhanden ist, dann würde man damit Karies verhindern können. Dann muß es doch eigentlich so sein, daß auch heute schon Menschen, die keine Zwischenmahlzeiten zu sich nehmen, keine Karies haben. So würde ich das eigentlich verstehen.

Siebert, Würzburg:

Es gibt umfangreiche Studien, insbesondere an Kindern, aus USA, Kanada, England, aber auch aus anderen Ländern, in denen eine direkt lineare Relation zwischen einer, drei, fünf und manchmal sogar sieben süßen Zwischenmahlzeiten pro Tag und dem Kariesbefall erstellt wird. Irgendwann stößt dies natürlich an die Decke, dann haben wir den Maximumeffekt. Mein Freund Bill Bowen in den USA pflegt seine Kinder, weil sie alle „süßsüchtig" sind, so zu erziehen, daß sie die Süßigkeiten innerhalb einer halben Stunde am Tage essen sollen. Das wirkt. Was wir kariologisch erzielen können, ist eine Verschiebung massiven Kariesbefalls in höheren Altersstufen. Ob es zu einer vollständigen Inhibierung der Karies kommt, wie ich aus Ihren Worten meine entnommen zu haben, halte ich für fraglich, aber jedes Jahr, das wir gewinnen, erst recht jedes Jahrzehnt, das zahlt sich in vielerlei Hinsicht aus.

Bäßler, Mainz:

Ein anderes bekanntes Beispiel ist ja die Fruktoseintoleranz. Patienten mit diesem Stoffwechseleffekt haben ein so gut wie kariesfreies Gebiß. Man sagt sogar den Anästhesisten, wenn die Leute bewußtlos sind, und die Frage ansteht, vertragen sie Fruktose oder nicht, schaut das Gebiß an; wenn es beim Erwachsenen auffällig kariesfrei ist, besteht der Verdacht auf Fruktoseintoleranz.

Imfeld, Zürich:

Man muß vielleicht doch noch erwähnen, daß eben neben der Kindergruppe auch die Erwachsenen ins Spiel kommen, vor allem die alten Leute. Je besser die Prävention im Kindesalter ist, desto mehr Zähne werden erhalten, also mit um so mehr Zähnen werden wir alt. Im Alter geht das Zahnfleisch normalerweise etwas zurück und wir haben ein wenig freiliegende Zahnhälse, also Dentin, nicht Schmelz. Es ist wichtig zu wissen, daß eine Dentinkariesvorbeugung durch Fluor fast nicht existent ist. Die zweite Risikogruppe, die wir mit diesen zahnschonenden Produkten anstreben, sind die Leute, die ein gewisses Alter und freiliegende Zahnhälse haben. Das ist um so wichtiger, da die Zahnmedizin bis heute keine Reparationsmöglichkeit für Zahnhälse hat, die effektiv gut und schön ist.

Hildebrandt, Berlin:

Herr Siebert, Sie haben ja dieses Statement gemacht, das eventuell, wenn die Behörden und die Experten sich hinsichtlich der Zuckeraustauschstoffe einig werden, es keine frische Karies mehr geben könnte. Das ist natürlich eine sehr wichtige Behauptung, die möglicherweise unvollständig aufgenommen wird, d. h., ohne vielleicht den Background mit zu implizieren, den Sie und andere dabei sehen. Wir werden in der Frage 3 nach dem wesentlichen Beitrag gefragt, und zwar jetzt nicht der Kombination, sondern der Verwendung von Zuckeraustauschstoffen bei der Kariesprophylaxe. Da ist natürlich zu fragen, was ist ein wesentlicher Beitrag, nicht nur in bezug auf das, was durch Zuckeraustauschstoffe allein erreicht werden kann, sondern wie groß ist der Anteil, den Zucker bzw. Zuckeraustauschstoffe an der Karies hätten? Dies muß bei der hier aufgezählten Trias auch gesehen werden, wenn nämlich Härtung, Hygiene, Zuckeraustauschstoffe- und Stärkebeseitigung als mögliche Faktoren angesehen werden, die die Karies beeinflussen und beseitigen könnten. Dann müßte ich noch fragen, wie groß ist der wesentliche Beitrag dieser Zuckeraustauschstoffe, d. h. im Grunde von dem Anteil, den ich durch Austausch von Saccharose durch Zuckeraustauschstoffe erreichen kann. Wieviel davon müßte ich erreichen, um einen wesentlichen Beitrag zur Verhinderung der Karies zu leisten?

Siebert, Würzburg:

Die Trias-Mundhygiene, Fluorid und Ernährungsweise gilt unverändert auch dann, wenn man Zuckeraustauschstoffe anwendet. Wer dann die Zahnbürste zur Seite legt, ist falsch beraten. Fluorid ist bei uns, wenn ich es recht verstehe, wohl weitgehend eine Angelegenheit der Privatinitiative, aber man kann es nur fördern. Fluorid führt in den Ländern, die sehr konsequent und sehr ausgebreitet Fluorid anwenden, zu einer Kariesreduktion, die zwischen 50 und 65 % beträgt; es spricht vieles dafür, daß dieser Reduktionsbeitrag nicht zu steigern ist. Der Mechanismus, durch den Zuckeraustauschstoffe wirken, ist so anders, daß wir hier jetzt einsetzen können. Selbst wenn wir keinen Fluorideffekt haben, muß der Effekt massiv sein; selbst wenn wir vollen Fluorideffekt haben, müßten die Zuckeraustauschstoffe noch etwas bringen durch die Verringerung der Frequenz der Zuckerzufuhr. Wenn Sie es quantifizieren wollen, Herr Hildebrandt, dann müßte ich bitten, daß wir die Schädlichkeit von Zucker auch quantifizieren; ich glaube, das wäre nicht tragbar, denn wir haben eine zu komplexe Situation bei der Karies, als daß wir dem Zucker einen feststehenden Betrag an Kariesverursachung zuschreiben dürfen. Ob man unter diesen Umständen dann noch verlangen kann, den Beitrag von Zuckeraustauschstoffen zu quantifizieren? Wenn wir gegenüber unseren eigenen Fächern fair sind, müßten wir zu dieser Antwort zögern, so gern man eine Zahl haben möchte. Ich suche nur nach der Lösung, wie die von Ihnen erneut formulierte Frage so fair beantwortet werden kann, daß der Sache genutzt wird und zugleich nichts überzogen wird. An dem Prinzip ist nicht zu rütteln, daß ein Rückgang der Frequenz der Zuckeraufnahme weniger Karies ergibt. Es ist nur die Frage, ob es eine reine Vermeidensstrategie ist, wie sie in der elterlichen Erziehung im Einzelfall entstehen kann oder ob wir es ein wenig, ich darf nicht sagen eleganter, aber ein wenig eingängiger machen, mit etwas Süßem, was nicht zur Karies führt.

Kröncke, Erlangen:

Ich habe das Gefühl, mit der Frage von Herrn Hildebrandt, ob die Zuckeraustauschstoffe einen wesentlichen Beitrag liefern können, möglicherweise mißverstanden oder nicht erkannt worden zu sein. Ich meine, wir waren uns einig darüber oder haben verstanden, daß, je häufiger und je länger Zucker in der Mundhöhle vorhanden sind, desto größer ist das Kariesrisiko. Wenn es gelingt, durch Zuckeraustausch-

stoffe an geeigneter Stelle, Herr Imfeld hat das deutlich ausgeführt, ich habe das auch erkennen lassen, die Zwischenmahlzeiten, das, was zwischen den Hauptmahlzeiten mehr oder weniger gewohnheitsmäßig aufgenommen wird, von Zuckern freizuhalten, wird ein wesentlicher Beitrag zur Kariesreduzierung geleistet. Das wäre eine kurzgefaßte Antwort, dasselbe, was Herr Siebert mit anderen Worten eben versucht hat zu sagen.

Siebert, Würzburg:

Ich halte den Beitrag der Zuckeraustauschstoffe zur Kariesverhütung für wesentlich.

Hildebrandt, Berlin:

Darf ich gerade vielleicht Herrn Kröncke erwidern. Die Frage, ob es ein wesentlicher Beitrag ist, war von Herrn Siebert und von Ihnen beantwortet. Die andere Frage war, ob man diesen wesentlichen Beitrag quantifizieren kann, und da hat Herr Siebert gesagt, daß es gegenwärtig nicht quantifizierbar sei.

11. Ökonomische und soziale Aspekte der Kariesprophylaxe

Detlef Balzer

1. Hoher gesundheitspolitischer Stellenwert der Kariesprophylaxe

1.1 Epidemiologische Bedeutung der Karies

Epidemiologischen Untersuchungen zufolge sind Zahnkrankheiten die am meisten verbreitete Zivilisationskrankheit. Über 90 % aller Bundesbürger leiden an Zahnkaries. Bereits bei Kindern ist Zahnkaries die häufigste Krankheit.
Eine Reihe von Untersuchungen (1, 2) zeigt, daß die Bundesbürger schon im Kindergarten- und Schulalter erschreckend schlechte Zähne haben. Auch wird ein beachtlicher Anteil aller erforderlichen kieferorthopädischen Behandlungen auf solche Zahn- und Gebißfehlstellungen zurückgeführt, die durch kariöse Zerstörungen und dadurch bedingten vorzeitigen Verlust der Milchzähne entstanden sind.

1.2 Hohe Ausgaben für zahnärztliche Behandlung

Dabei sind die Ausgaben der gesetzlichen Krankenversicherung und auch der AOK für Prothetik und Zahnbehandlung in den vergangenen Jahren laufend angewachsen.

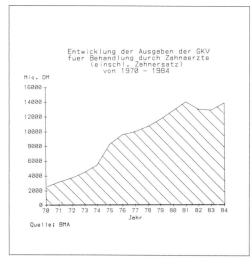

Abb. 1: Ausgaben für Zahnbehandlung

1984 wurden beispielsweise von der gesetzlichen Krankenversicherung, in der rund 90 % der bundesdeutschen Bevölkerung versichert sind, fast 14 Milliarden DM für Zahnbehandlung und Zahnersatz ausgegeben (3) (Abbildung 1). Allein für Zähne, die weniger als 0,1 % des Körpergewichts ausmachen, wurden damit rund 3/4 der Ausgaben aufgewandt, wie sie für die gesamte ärztliche Behandlung anfallen (Abbildung 2).

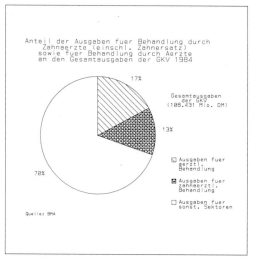

Abb. 2: Vergleich der Ausgaben zahnärztlicher/ärztlicher Behandlung

Nimmt man nur einmal die Ausgaben für konservierende Zahnbehandlung, so entfallen z. B. in einer AOK schon auf 3- bis 16-jährige Kinder und Jugendliche fast 20 % der Gesamtausgaben für konservierende Behandlung.

1.3 Effizienzverbesserung und Kostendämpfung durch Vorbeugung

Von daher engagiert sich die AOK seit Jahren für die zahnmedizinische Prophylaxe. Das primäre Anliegen dabei ist es, die Diskrepanz zwischen den enormen Ausgaben für Zahnbehandlung einerseits und dem Zahngesundheitsstatus der Bevölkerung andererseits abzubauen. Immerhin schneiden die Bundesbürger – was den Zahngesundheitsstatus angeht – im internationalen Vergleich längst nicht so gut ab, wie man es angesichts der hohen Ausgaben erwarten sollte (4). Verstärkte Vorbeugung – so früh wie möglich – soll daher Ausgaben und Gesundheit in ein angemessenes Verhältnis bringen.
Sicherlich stecken hier langfristig Kostendämpfungspotentiale in der Prophylaxe. Mittelfristig ist es unser Ziel, die Effizienz der zahnmedizinischen Behand-

lung zu steigern, d. h. mit Präventionsprogrammen den Zahngesundheitszustand auf breiter Ebene nennenswert zu verbessern, und zwar **ohne** zusätzliche Ausgabensteigerungen.

1.4   Soziale Komponente der Vorbeugung

Die ökonomische Betrachtung ist jedoch nur **ein** Aspekt der Vorbeugung. Prophylaxe ist immer auch unter dem humanitären oder sozialen Aspekt zu sehen. Frühzeitige Vorbeugung bedeutet für unsere Kinder gesündere Milchzähne, weniger psychisch und physisch belastende kieferorthopädische Behandlungen, gesündere bleibende Zähne, weniger Zahnschmerzen und weniger schmerzvolle Zahnbehandlungen. Schmerzvermeidung ist grundsätzlich ein Prinzip ärztlichen Handelns. Weniger Schmerzen – vor allem bei der Behandlung – helfen zudem, die Angst vor dem Zahnarzt abzubauen. Dies wiederum erleichtert den regelmäßigen Gang zum Zahnarzt und damit die frühzeitige Behandlung, die zu einem möglichst langen Erhalt der Zähne beiträgt. Insofern bedeutet Prophylaxe mehr Lebensqualität für unsere Versicherten von Kindheit an.
Mit gemeinsamer Vorbeugung in Kindergärten und Schulen wollen wir allen Kindern unabhängig vom Informationsstand ihrer Eltern eine zahnbewußte Einstellung und die erforderlichen Fertigkeiten zur eigenverantwortlichen Vorbeugung vermitteln.

2.   Prophylaxeaktivitäten der AOK

Diese Bemühungen sind überall augenfällig: Bereits 1982 haben einer Umfrage zufolge 2/3 aller 270 Ortskrankenkassen in irgendeiner Form Aktivitäten im Rahmen der zahnmedizinischen Prophylaxe durchgeführt. Im gleichen Jahr, 1982, lief bundesweit die AOK-Aktion „Gesunde Zähne" an. Hierfür hat der AOK-Bundesverband praxisorientierte Programme zur Umsetzung der wissenschaftlichen Erkenntnisse entwickelt, um damit gezielt Kindergarten- und Schulkinder sowie Eltern von Kleinkindern zu erreichen.
Dabei sind wir immer davon ausgegangen, daß es nur in einer Kooperationsgemeinschaft aller verantwortlichen und interessierten Institutionen gelingen kann, Prophylaxemaßnahmen erfolgversprechend zu realisieren. Viele Beispiele aus der Praxis machen deutlich, daß es in der Regel die AOK und Zahnärzte oder Jugendzahnärzte sind, die den Kern solcher Kooperationsgemeinschaften bilden. In einer gemeinsamen Empfehlung zur zahnmedizinischen Gruppenprophylaxe zwischen dem Bundesverband der Deutschen Zahnärzte und dem AOK-Bundesverband vom April 1983 wurde das gemeinsame Zusammenwirken dokumentiert.

In den meisten Bundesländern haben sich inzwischen Landesarbeitsgemeinschaften gebildet. Hier koordinieren die sich verantwortlich fühlenden Institutionen gemeinsam die landesweiten Bemühungen um eine wirksame Vorbeugung der Zahnkrankheiten. Als Resultat all dieser Initiativen zeigte sich in einer zweiten Umfrage bei unseren Ortskrankenkassen aus dem Jahr 1984, daß der Stellenwert der Kariesprophylaxe inzwischen weiter zugenommen hat. Damit werden erhebliche Investitionen für die Kariesvorbeugung geleistet. Wir sind unseren Mitgliedern gegenüber verpflichtet, diese Mittel effizient aufzuwenden. Deshalb versuchen wir alles, was den Erfolg unserer Bemühungen schmälert, abzubauen – schon um unsere Aufwendungen zu rechtfertigen.

3.   Wirksame Kariesprophylaxe erfordert Zuckerreduktion

3.1   Zucker verursacht Karies

Wir wissen, das Karies nicht schicksalhaft entsteht, sondern Folge falscher Verhaltensweisen ist, vor allem ungünstiger Ernährungsgewohnheiten.
Wir wissen auch – nicht zuletzt aus dem Bericht einer Expertenkommission (5), die im Auftrag des Wissenschaftlichen Instituts der Ortskrankenkassen tätig wurde –, daß es wirksame Möglichkeiten der Vorbeugung von Zahnkrankheiten gibt. Nach übereinstimmender Meinung von Wissenschaftlern und Fachorganisationen des In- und Auslandes sowie der Bundesregierung lassen sich Zahnschäden durch eine Kombination von Maßnahmen zur Mundhygiene, zur Resistenzerhöhung des Zahnschmelzes durch Fluorid und nicht zuletzt zur zweckmäßigen Ernährung wirksam verhüten.
Niemand kann bestreiten, daß Karies in erster Linie durch Zuckerkonsum verursacht wird. Wie Prof. Kröncke und Prof. Siebert ausführten, ist es vor allem der **häufige** Konsum zuckerhaltiger Lebensmittel, der Zahnschäden verursacht.
Eine schädigende Wirkung des Zuckers kann selbst dann noch festgestellt werden, wenn die Zähne durch regelmäßige Fluoridzufuhr geschützt sind.

3.2   Zahngesunde Ernährung bedeutet kausale Vorbeugung

Der zahngesunden Ernährung kommt daher ein hoher Stellenwert in der Vorbeugung zu. Die Bedeutung der ernährungsseitigen, d. h. kausalen Vorbeugung, könnte u. U. noch größer werden, wenn im Zuge der bundesweiten Verunsicherung der Bürger durch Fluoridgegner die bisher praktizierten Fluoridmaßnahmen mehr oder weniger zum Erliegen kommen sollten.

Zahngesunde Ernährung bedeutet dabei vor allem eine Reduktion des Verzehrs zuckerhaltiger Lebensmittel. Vor allem die bei Kindern beliebten zuckerhaltigen und meist klebrigen Zwischenmahlzeiten sind besonders gefährlich, weil in der Regel nach dem Verzehr keine Zähne geputzt werden, vielfach auch keine Möglichkeit dazu besteht. Gerade bei Kindern und Jugendlichen ist aber die Kariesaktivität besonders groß. Von daher sind sie unsere wichtigste Zielgruppe bei der Prophylaxe.

3.3   Zuckerreduktion ist praktisch kaum realisierbar

Im gleichen Maß wie die Einschränkung des Zuckerkonsums für die Gesunderhaltung der Zähne wichtig ist, ist die Realisierung schwierig. Sie alle wissen, welche Probleme von der Informationsvermittlung bis zur Verhaltensänderung zu bewältigen sind. Zwar wird im Rahmen unserer Kariesvorbeugung den Kindern das Wissen über zahnschädliche und zahngesunde Lebensmittel vermittelt. Aber Süßigkeiten haben nun mal einen hohen Attraktivitätsgrad und einen hohen Belohnungswert. Außerdem werden Kinder auf Schritt und Tritt zum Süßigkeitenkonsum animiert.

Von daher ist es sicher gerechtfertigt zu sagen, daß ein weitgehender Verzicht auf Süßigkeiten von breiten Bevölkerungskreisen nicht realisiert werden kann.

4.   Zuckersubstitute erhöhen die Chance einer Ernährungsumstellung

4.1   Zuckersubstitute als zahnfreundliche Alternative

In diesem Zusammenhang haben wir mit großem Interesse zur Kenntnis genommen, daß es Zuckersubstitute gibt, die süß schmecken und nicht kariogen sind.

Im Rahmen eines Fachgespräches (6) hat das WIdO schon 1982 u. a. mit Vertretern des Bundesministeriums für Jugend, Familie und Gesundheit, des Bundesgesundheitsamtes, der Wissenschaft und der Hersteller von Süßwaren verschiedene Zuckersubstitute unter kariesprophylaktischen, herstellungstechnischen und medizinischen Aspekten diskutiert. Die Gesprächsleitung hatte Herr Prof. Siebert.

Wir kamen damals zu dem Ergebnis, daß schon eine teilweise Substitution von Zucker – im Sinne eines vollständigen Zuckerersatzes bei ausgewählten Produktreihen – kariesprophylaktisch wirksam ist. Von seiten der Hersteller wurden keine unlösbaren technischen Probleme signalisiert und die Vertreter der Lebensmittelindustrie erklärten sich durchaus bereit, die Chance der Vermarktung neuer, innovativer Artikel unter bestimmten Bedingungen wahrzunehmen.

Damit würde sich – wie Vorredner ausgeführt haben – die Möglichkeit eröffnen, durch den gezielten Einsatz von Zuckersubstituten – vornehmlich bei süßen Zwischenmahlzeiten für Kinder und Jugendliche – unsere Prophylaxebemühungen durch eine wirksame Bekämpfung der Ursachen von Karies grundlegend zu unterstützen.

Wir könnten im Rahmen der Ernährungslenkung mit den wenig wirksamen Verbotsappellen aufhören und statt dessen positive Alternativen in Form nichtkariogener süßschmeckender Zwischenmahlzeiten empfehlen. Die Effizienz unserer Prophylaxeprogramme könnte durch eine Veränderung des Lebensmittelangebots sicherlich deutlich verbessert werden.

4.2   Zahnfreundliche Produktpalette noch nicht attraktiv genug

Eine kleine Palette nicht-kariogener Süßigkeiten wird auch in der Bundesrepublik bereits auf dem Markt angeboten. Seit September 1985 bemüht sich eine nach Schweizer Vorbild gegründete „Aktion Zahnfreundlich" darum, Verbraucher auf diese zahnschonenden Süßigkeiten aufmerksam zu machen: Der Hersteller kann ein leicht wiederzuerkennendes Signet beantragen, das nach einer entsprechenden Produktprüfung auf der Verpackung deutlich sichtbar angebracht wird.

Was im Sinne der ernährungsseitigen Kariesprophylaxe zu wünschen bleibt, ist eine Erweiterung der Produktpalette, insbesondere um solche Süßigkeiten, die von Kindern besonders gern und häufig zwischendurch verzehrt werden.

Daneben sollten – wie Herr Dr. Liebig bereits ausführte – auch Arzneimittel, die gerade für Kinder sehr oft gezuckert sind, zahnfreundlich angeboten werden. Sicherlich haben zuckerhaltige Arzneimittel nicht die gleiche kariogene Breitenwirkung wie Süßigkeiten. Für Kinder, die solche Arzneimittel jedoch über längere Zeit einnehmen müssen, haben sie um so schlimmere Auswirkungen. Arzneimittel werden nämlich nach einem besonders zahnschädlichen Modus verabreicht: Häufig über den Tag verteilt, oftmals auch während der Nacht, und vor allem ohne nachfolgende Zahnreinigung!

Einer attraktiven Produktpalette nicht-kariogener Süßigkeiten steht derzeit das Lebensmittelrecht entgegen. Der zugelassene Anteil der zu verwendenden Zuckeraustauschstoffe am Produkt ist sehr viel kleiner, als er zur Herstellung vieler Produkte erforderlich wäre. Hierzu werden wir sicher im Vortrag von Herrn Gnauck noch einiges hören.

Als Grund für die zurückhaltende Rechtsprechung wird eine je nach den Umständen laxierende Wirkung von Zuckeraustauschstoffen genannt, die im übrigen einzige mögliche Nebenwirkung der Zuckeraustauschstoffe, die erwähnt wird.

4.3 Alle vertretbaren Prophylaxemöglichkeiten ausschöpfen

Bei unserem Fachgespräch 1982 überwog die Meinung, daß dieses potentielle Risiko in keinem Verhältnis zum gesicherten kariesprophylaktischen Nutzen stehe.

Der AOK-Bundesverband ist daraufhin an das Bundesministerium für Jugend, Familie und Gesundheit herangetreten, mit der Bitte, das Nutzen-Risiko-Verhältnis noch einmal zu überprüfen. Wir sind sehr dankbar, daß dieser Bitte durch das heutige Symposium nachgekommen wurde.

Der Nutzen wirksamer Kariesprophylaxe ist unbestritten – ebenso der Stellenwert einer zahngesunden, d. h. zuckerreduzierten Ernährung.

Es wäre faszinierend, den besonders hartnäckigen Bereich der Ernährungslenkung durch ein attraktives Angebot zahnschonender süßschmeckender Zwischenmahlzeiten aufzubrechen, zumal ein freiwilliger Verzicht auf süßschmeckende Lebensmittel von breiten Bevölkerungskreisen nicht zu erwarten ist.

Natürlich müssen die zahnschonenden süßen Alternativen gesundheitlich unbedenklich sein. Wir haben dazu heute viele fundierte Beiträge gehört und ich hoffe, im Interesse unserer Versicherten und insbesondere im Interesse aller Kinder, daß sämtliche vertretbaren Möglichkeiten für eine wirksame Kariesprophylaxe künftig ausgeschöpft werden.

Literatur

(1) Strübing, W., Aeckerle, B.: Zahngesundheit 7- und 8-jähriger Hamburger Schulkinder. In: Öffentliches Gesundheitswesen. 42. 1980, S. 761–764.

(2) Gerritzen, Th.: Über die Karies der Milchzähne Hamburger Kleinkinder. Eine zahnärztliche Studie an 1 502 Kleinkindern im Alter von 3 bis 6 Jahren aus evangelischen Kindergärten und staatlichen Tagesheimen bei sozialer Schichtung des Untersuchungsmaterials. Diss. Hamburg 1982.

(3) AOK-Bundesverband (Hrsg.): Statistische Informationen Reihe 2: Finanzen. 2.3 Einnahmen und Ausgaben. Bonn 1985.

(4) Keil, K., Nippert, R. P.: Detailed Sampling and Field Organization Federal Republic of Germany, Document 10, DNH/DO/76.10. In: WHO/DO International Collaborative Study of Dental Manpower Systems in Relation to Oral Health Status.

(5) Wissenschaftliches Institut der Ortskrankenkassen (WIdO) (Hrsg.): Zahnmedizinische Prophylaxe. Bericht der wissenschaftlichen Kommission „Zahnmedizinische Prophylaxe". Schriftenreihe des WIdO, Band 4, Bonn 1979.

(6) Eberle, G.: Zur Prophylaxe der Zahnkaries durch Zuckersubstitute. In: Zbl. Bakt. Hyg., I. Abt. Orig. B 179, 1984, S. 477–495.

11.1 Diskussion zum Vortrag von Herrn Balzer

Schöch, Dortmund:

Die Ernährungsaufklärung hat's bisher nicht gebracht. Mit anderen Worten, wir sind ganz am Anfang, wir wissen noch nicht einmal, was wir tun müssen, um die Kooperation zu fördern.
Was den Durchfall anbetrifft, Herr Balzer, so möchte ich sagen, daß die Kleinen daran sogar sterben können. Mit anderen Worten, ich sehe hier ein neues Risiko kommen. Kinder futtern ja alles, was ihnen unter die Finger kommt. Eine ganz beliebte Form der Vergiftung ist die Zigarettenstummelvergiftung. Kinder rauchen zwar nicht, aber die Eltern legen die Stummel irgendwo in den Aschenbecher, die Kinder essen sie auf. Was eben in der Wohnung ist, wird auch gegessen. Wenn das Zeug dann auch noch süß ist, wird sicherlich gegessen, bis die Dose leer ist. Insofern sehe ich ganz erhebliche Risiken in Verbindung mit der erheblichen abführenden Wirkung dieser Zuckerersatzstoffe.

Großklaus, Berlin:

Ich glaube, mit der Ernährungsaufklärung ist es wie mit der Erziehung der Kinder. Man weiß es immer bei den anderen besser, aber bei den eigenen klappt es nicht. Warum klappt es in der Schweiz? Ich habe da, Herr Balzer, einige Gedanken vermißt. Das Gesundheitssystem in der Schweiz ist ja ganz anders angelegt. Dort, Herr Imfeld bitte verbessern Sie mich, wird die Prophylaxe ja voll von den Kassen getragen, aber für die Behandlung schlechter Zähne muß der Bürger harte Fränkli hinblättern. Ich glaube, diese Erziehungsmaßnahme, das oft diskutierte Problem der Selbstbeteiligung und Kostendämpfung, ist doch eigentlich das Wunder der Schweiz.

Imfeld, Zürich:

Es stimmt nicht ganz. In der Zahnmedizin wird überhaupt nichts von den Kassen übernommen. Auch nicht die Prophylaxe. Aber man ist dabei, das zu erarbeiten. Ich bin der Überzeugung, ich habe es auch im Referat gesagt, daß die Motivation, etwas für die Zähne zu tun oder auf etwas für die Zähne zu verzichten, nicht gerade gefördert wird durch das Abdecken der Zahnarztkosten durch die Kasse.

Stroetmann, Berlin:

Nur da muß man natürlich die unterschiedliche Situation in der Bundesrepublik und in der Schweiz auch sehen. In einem Land, das über 400 Jahre praktisch keinen Krieg geführt hat, ist die Bevölkerung auch von ihren materiellen Ressourcen her anders ausgestattet als die Masse der Bevölkerung in der Bundesrepublik Deutschland. Das muß man bei einem solchen Vergleich nicht ganz außer Betracht lassen.

Kröncke, Erlangen:

Es war gerade die Rede über Gesundheitssysteme und deren Einfluß auf allgemeine Verhaltensweisen. Es gibt ein anderes Beispiel außer der Schweiz, das ist Schweden. Besonders kontrastreich deshalb, weil es noch bis in die Mitte der 50er Jahre hinein in Schweden kaum etwas zu essen und zu trinken gab, das nicht stark zuckerhaltig war. Demzufolge war damals auch, wie alle Statistiken aus der Zeit zeigen, die Karies viel mehr verbreitet als in Zentraleuropa. Ich habe selbst 1956 ein 16-jähriges Mädchen gesehen, das zur Konfirmation das erste Mal eine totale Prothese bekam, weil sämtliche Zähne fehlten. Heute sind in Schweden, ähnlich wie in der Schweiz, unter den 16–20-jährigen 30–40 % kariesfrei. In Schweden haben wir alles andere als ein System, wie Sie es eben für die Schweiz apostrophiert haben, was meines Erachtens nicht ganz fein ist. Trotz allem hat sich in Schweden innerhalb von einer Jugendgeneration die Situation grundlegend geändert, unter dem Einfluß, und das scheint mir das Wichtigste zu sein, einer ständigen Öffentlichkeitsaufklärung über gesunde Ernährung. Dort geschieht etwas, das können Sie sehen, wenn Sie in Schweden sind, wie hier der 7. Sinn zu den Verkehrsregeln, ununterbrochen, bei jeder Gelegenheit im Fernsehen kommt der Slogan „Vergiß nicht die Zähne zu putzen". Das ist etwas, was es bisher bei uns nicht gibt, und wenn man die Medien daraufhin anspricht, das ist von verschiedenen Seiten auch vom Videoinstitut her getan worden, dann schweigen sie, weil keiner wagt, in das Wespennest zu greifen, weil es zu viele Sektierer in unserem Lande gibt, die sofort etwas Schädliches daran sehen.

Imfeld, Zürich:

Ich möchte doch noch kurz darauf zurückkommen. Ich wollte eigentlich nicht primär sagen, daß Sie in Deutschland Karies hätten, weil sie die Zähne gratis flicken. So haben Sie das offenbar verstanden. Ich wollte damit nur sagen, wenn es gratis repariert ist, ist es einfach schwieriger, die Leute zu motivieren etwas zu tun, damit der Schaden nicht wieder auftritt. Vor allem müßte man dann, wenn man schon die Therapie bezahlt, auch die Prophylaxe bezahlen, aber es ist ja nicht so, daß Therapie gratis ist, es ist so, daß die Prophylaxe nicht bezahlt wird, wenn man das Tarifsystem der deutschen Zahnärzte anschaut. Das Kassensystem ist etwas, sagen wir einmal vorsichtig, therapieorientiert und nicht prophylaxeorientiert. Das ist vielleicht nicht gut.

Stroetmann, Berlin:

Vielleicht eine Zwischenbemerkung. Ich wollte nichts Unfeines gesagt haben, sondern ich wollte auf bestimmte Erklärungspunkte hinweisen, die hier auch eine Rolle mitspielen. Nicht mehr und nicht weniger. Daß im deutschen Gesundheitswesen der Satz richtig ist, daß es insgesamt, das gilt ja nicht nur für die Zahnmedizin, mehr therapieorientiert und weniger präventivorientiert ist, ist ein Satz, den man bruchlos unterstreichen kann, und die Chancen der Prävention werden erst in den letzten Jahren wieder stärker in den Vordergrund gerückt.

12. Rechtslage für die Zulassung von Zuckeraustauschstoffen zur Kariesprophylaxe

D. Gnauck

Die Ernährung spielt eine wichtige Rolle im menschlichen Leben. Fragen der gesunden und „richtigen" Ernährung finden stets offene Ohren. Es gibt eine Reihe von Themen, die entweder dauernd oder periodisch in der Öffentlichkeit erörtert werden. Der Zucker und die Zuckeraustauschstoffe gehören ebenso dazu wie die Fluoridierung des Trinkwassers, die Jodierung des Speisesalzes, Zusatzstoffe, Pflanzenschutzmittelrückstände, Schwermetallgehalte und vieles andere mehr. Die Erfahrung zeigt, daß solche Diskussionen häufig, und zwar auch in den Medien, weniger von Sachkenntnis als vielmehr von Vorurteilen, einseitigen Betrachtungsweisen und unangebrachten Verallgemeinerungen getragen werden. Meist werden diese Diskussionen mit Erwartungen oder sogar Forderungen an den Gesetzgeber verbunden, die oft eine diametral entgegengesetzte Zielrichtung haben. Die Unkenntnis der für eine sachgerechte Beurteilung maßgeblichen Tatsachen geht Hand in Hand mit der Unkenntnis der Grundsätze, die das Lebensmittelrecht beherrschen und die Möglichkeiten aber auch die Grenzen bestimmen, innerhalb derer der Lebensmittelgesetzgeber tätig werden kann und gegebenenfalls auch muß.

Ernährungsgewohnheiten können durch Aufklärung und Beratung beeinflußt werden. Der Erfolg solcher Bemühungen hängt von der Einsicht und dem guten Willen des Verbrauchers ab. Der Gesetzgeber kann Ernährungsgewohnheiten nicht ändern. Er ist dazu nicht befugt und auch nicht im Stande. Das Lebensmittelrecht, dessen allgemeine Grundsätze im Lebensmittel- und Bedarfsgegenständegesetz (LMBG) festgelegt sind, beschränkt sich auf den Schutz des Verbrauchers vor gesundheitlichen Gefahren, die von Lebensmitteln ausgehen, und auf den Schutz vor Täuschung. Welche Einzelbereiche durch Rechtsverordnungen geregelt werden dürfen, ist im Gesetz genau festgelegt. Die Betrachtung dieser im Grundgesetz verankerten Ausgangssituation liefert auch den Schlüssel für die Beantwortung der Frage, ob und inwieweit die Lebensmittelgesetzgebung dazu beitragen kann, die Karies einzudämmen bzw. ihr aktiv entgegenzuwirken.

Das Lebensmittelrecht regelt verschiedene Komplexe. Vorliegend wird nur auf die im Rahmen dieses Referates interessierenden Fragen eingegangen. Es wird dargelegt, unter welchen Voraussetzungen das Inverkehrbringen von Lebensmitteln erlaubt ist bzw. verboten werden darf, was in dieser Hinsicht für Zusatzstoffe bzw. Zuckeraustauschstoffe und damit hergestellte Lebensmittel gilt und was bei der Kennzeichnung und Werbung („zahnschonend") zu beachten ist. Nach dieser Bestandsaufnahme wird jeweils dazu Stellung genommen werden, welche Spielräume bestehen, die bestehenden Rechtsvorschriften im Sinne der Zielsetzung dieses Symposiums zu ändern.

Lebensmittel, die weder zu den Zusatzstoffen rechnen noch Zusatzstoffe enthalten, dürfen frei in den Verkehr gebracht werden, ohne daß es dafür einer staatlichen Genehmigung bedarf. Gesetzlich verboten ist nur das Inverkehrbringen von Lebensmitteln, deren Verzehr geeignet ist, die Gesundheit zu schädigen (§ 8 LMBG). Durch Rechtsverordnung darf zwar vorgeschrieben werden, daß Lebensmittel, die mit einem bestimmten, rechtlich geschützten Produktnamen versehen sind („Schokolade" usw.), eine bestimmte Zusammensetzung aufweisen müssen. Der Verordnungsgeber ist jedoch grundsätzlich nicht befugt, **absolute** Verkehrsverbote zu erlassen, d. h. Lebensmittel aufgrund ihrer bloßen Beschaffenheit auch dann zu verbieten, wenn sie keine rechtlich geschützte Verkehrsbezeichnung tragen. Das ist im Jahre 1980 durch eine Entscheidung des Bundesverfassungsgerichtes (BVerfGE 53, 135) ausdrücklich bekräftigt worden und entspricht auch der ständigen Rechtsprechung des Europäischen Gerichtshofes. Von diesem Grundsatz gibt es in der Bundesrepublik noch mehrere Ausnahmen älteren Datums (Verbot nachgemachter Milcherzeugnisse, Beschränkung der Zutaten bei Fleischerzeugnissen, Verbot der Verwendung pflanzlicher Fette bei der Speiseeisherstellung). Sie spielen im Rahmen der hier anzustellenden Betrachtungen keine Rolle und werden nur der Vollständigkeit halber erwähnt. Es gibt, wenn man von den genannten Ausnahmen absieht, keine rechtliche Möglichkeit, das Inverkehrbringen und die Verwendung von Grundnahrungsmitteln wie Zucker, tierischen Fetten usw. zu verbieten oder zu beschränken oder etwa vorzuschreiben, daß anstelle von raffiniertem Zucker und Butter brauner Zucker oder pflanzliche Fette verwendet werden müßten.

Bei Zusatzstoffen (§ 2 LMBG) gilt der Grundsatz der freien Verkehrsfähigkeit nicht. Zusatzstoffe und damit hergestellte Lebensmittel dürfen nur verwendet und in den Verkehr gebracht werden, wenn und soweit sie für das betreffende Lebensmittel bzw. die betreffende Lebensmittelgruppe durch Rechtsverordnung ausdrücklich zugelassen sind (§ 11 LMBG). Die Zulassung darf nur erfolgen, „soweit es unter Berücksichtigung technologischer, ernährungsphysiologischer und diätetischer Erfordernisse mit dem Schutz des Verbrauchers vereinbar ist" (§ 12 LMBG). Darunter ist insbesondere der gesundheitliche Schutz des Verbrauchers zu verstehen, d. h. nicht nur der Schutz vor toxischen Wirkungen, sondern auch der Schutz vor akuten gesundheitlichen Beeinträchtigungen. Ich betone letzteres deshalb, weil bei der üblichen toxikologischen Bewertung von Zusatzstoffen deren akute Auswirkungen, auch wenn solche zu verzeichnen sind, erfahrungsgemäß in den Hintergrund treten oder überhaupt nicht erörtert werden und weil die Zuckeraustauschstoffe ein gerade zu klassisches Beispiel der Fälle darstellen, in denen Zusatzstoffe erhebliche akute Wirkungen haben bzw. haben können. Der Verordnungsgeber muß bei der Entscheidung über die Zulassung eines Zusatzstoffes auch dessen akute Auswirkungen auf die Gesundheit berücksichtigen. Anderenfalls würde er nicht nur die ihm gegenüber dem Verbraucher obliegende Verantwortung verletzen, sondern auch den Rahmen der ihm durch den Gesetzgeber eingeräumten Befugnisse überschreiten. Er muß andererseits aber auch darauf achten, daß er die Herstellung und Bearbeitung von Lebensmitteln wie z. B. die vielfach unumgängliche Konservierung nicht durch eine allzu restriktive Handhabung der Zusatzstoffzulassung unnötig behindert oder gar unmöglich macht.

Die Tatsache, daß ein Zusatzstoff für ein bestimmtes Lebensmittel oder eine Lebensmittelgruppe zugelassen ist, bedeutet nicht, daß er auch verwendet werden muß. Dem Hersteller steht es frei, ob er einen als Zusatzstoff zugelassenen Emulgator, ein zugelassenes Dickungsmittel oder aber ein Ei verwendet. Der Verbraucher hat ebenfalls die freie Wahl, da er die Zusammensetzung der ihm angebotenen Lebensmittel aus dem auf der Packungen aufgedruckten, in allen EG-Mitgliedstaaten vorgeschriebenen Verzeichnis der Zutaten ersehen kann, in dem alle zur Herstellung verwendeten Zutaten einschließlich der Zusatzstoffe aufgeführt sind.

Die Frage, ob die rechtlichen Möglichkeiten zur Verwendung von Zuckeraustauschstoffen ausgeweitet werden können, läßt sich naturgemäß nur beurteilen, wenn man die heute bereits bestehenden Möglichkeiten berücksichtigt. Bevor diese dargestellt werden, sei ein kurzer Rückblick vorausgeschickt, der für die Beurteilung ebenfalls wesentlich erscheint. Für Zuckeraustauschstoffe galten ursprünglich, d. h. während der Geltungsdauer des alten Lebensmittelgesetzes, nur die allgemeinen lebensmittelrechtlichen Vorschriften. Sie waren reine sogenannten fremden Stoffe und unterlagen deshalb auch nicht den Beschränkungen der Fremdstoffgesetzgebung. Erst durch das 1974 erlassene LMBG wurden sie den Zusatzstoffen rechtlich gleichgestellt und unterliegen deshalb nunmehr, ebenso wie die künstlichen Süßstoffe, den Anfang 1978 in Kraft getretenen neuen Zusatzstoffbestimmungen. Diese sehen folgendes vor:

In der Bundesrepublik sind die Zuckeraustauschstoffe Sorbit, Xylit und Mannit für bestimmte Lebensmittel zugelassen, wobei Sorbit den breitesten und Mannit den schmalsten Anwendungsspielraum haben. Diese Zuckeraustauschstoffe dürfen bei Diabetikerlebensmitteln ohne Mengenbegrenzung verwendet werden, und zwar auch bei Getränken. Auch für Kaugummi sind alle drei zugelassen. Allerdings besteht hier für Mannit eine Mengenbegrenzung auf 5 %. Sorbit und Xylit dürften ferner bei Hart- und Weichkaramellen sowie Süßwarenkomprimaten ohne Mengenbegrenzung verwendet werden. Damit wird praktisch der gesamte Bereich der Bonbons usw. abgedeckt.

Für Sorbit bestehen zahlreiche weitere Anwendungsmöglichkeiten. Es darf bei Speiseeis ohne Mengenbegrenzung und bei den bisher nicht genannten eßbaren Lebensmitteln in einer Menge bis zu 10 % verwendet werden. Die letztgenannte Zulassung gilt allerdings nicht für Lebensmittel, bei denen die Süßung keine Rolle spielt oder aber Zuckeraustauschstoffe aus EG-rechtlichen Gründen nicht verwendet werden dürfen (Fleisch, Fleischerzeugnisse, Milch, Milcherzeugnisse, Eiprodukte, Schokolade, Konfitüren, Fruchtsäfte, Fruchtnektare). Außerdem gibt es für Sorbit noch eine Reihe technologischer Anwendungsmöglichkeiten, die hier nicht interessieren. Wichtig ist, daß Zuckeraustauschstoffe, abgesehen von den Diabetikergetränken, für die Herstellung von Getränken nicht zugelassen sind.

Über die bloße Angabe im Zutatenverzeichnis hinaus muß aufgrund der seit 1978 geltenden Zusatzstoffbestimmungen auf die Verwendung von Zuckeraustauschstoffen grundsätzlich besonders hingewiesen werden. Bei Diabetikerlebensmitteln und Bonbons, die mehr als 10 % enthalten, muß auch darauf hingewiesen werden, daß der übermäßige Verzehr abführend wirken kann. Bei Diabetikerlebensmitteln sind darüber hinaus Angaben über die Art und Menge der verwendeten Zuckeraustauschstoffe vorgeschrieben. Die Einzelheiten der entsprechenden Zulassungen und Kenntlichmachungsvorschriften können anhand der Liste der zugelassenen Zusatzstoffe (Fundstellenliste) vom 15. Januar 1985 (GMBl. S. 78) ermittelt werden, die außer den zugelassenen Zusatzstoffen auch die einschlägigen Rechtsvorschriften aufführt.

Die weit verbreitete Meinung, daß die Bundesrepublik die Verwendung von Zuckeraustauschstoffen bei Süßigkeiten durch restriktive Rechtsvorschriften ungebührlich behindere und daß dies insbesondere im Vergleich mit der Schweiz gelte, basiert auf nicht zutreffenden Unterstellungen. Das Eidgenössische Gesundheitsamt hat durch Entscheid vom 10. Dezember 1968 gestattet, das zuckerfreie Bonbons unter Verwendung von Sorbit oder hydrierten Stärkederivaten hergestellt werden. Solche zuckerfreien Bonbons durften und dürfen, wie sich aus dem vorstehend Gesagten ergibt, auch in der Bundesrepublik hergestellt werden. Der einzige, erst seit 1978 bestehende Unterschied liegt darin, daß in der Schweiz Sorbit und hydrierte Stärkederivate, in der Bundesrepublik dagegen Sorbit und Xylit für diesen Zweck zugelassen sind. Für die im Rahmen dieses Symposiums anzustellenden Betrachtungen dürfte diesem Unterschied keine nennenswerte Bedeutung zukommen, da die Verringerung der Kariesgefahr primär durch die Weglassung des Zuckers bewirkt wird, d. h. nicht auf die Art des verwendeten Zuckeraustauschstoffes zurückzuführen ist.

Die Erwartung, daß eine Lockerung der bestehenden Vorschriften zu einer wesentlichen Ausweitung der Verwendung von Zuckeraustauschstoffen führen werde, wird durch bereits vorliegende Erfahrungen widerlegt, zumindest aber nicht bestätigt. Die Verwendung von Zuckeraustauschstoffen hat sich in der Bundesrepublik auch zu der Zeit, als hier noch keine rechtlichen Beschränkungen bestanden, auf den engen Rahmen beschränkt, der durch die 1978 in Kraft getretenen Zusatzstoffbestimmungen anerkannt wurde und heute noch ausgenutzt werden kann. In England gibt es bis heute keine gesetzlichen Beschränkungen. Aber auch aus England ist nichts darüber bekannt geworden, daß Zuckeraustauschstoffe dort im großen Stil verwendet würden. Die Erklärung liegt in beiden Fällen auf der Hand. Wer Lebensmittel herstellt, die in größeren Mengen verzehrt werden (Erfrischungsgetränke, Feinbackwaren, Süßspeisen usw.) und/oder einen hohen Gehalt an Zuckeraustauschstoffen aufweisen, muß wegen deren laxierender Wirkung mit Reklamationen seiner Abnehmer rechnen. Die Bereitschaft der Weiterverarbeiter, Zuckeraustauschstoffe im großen Stil einzusetzen, bleibt deshalb gering, auch wenn die Hersteller von Zuckeraustauschstoffen naturgemäß daran interessiert sind, die Absatzmöglichkeiten ihrer Erzeugnisse auszuweiten.

Eine Ausweitung der für Zuckeraustauschstoffe bestehenden Verwendungsmöglichkeiten durch den Gesetzgeber könnte theoretisch auf verschiedenen Wegen erfolgen. Die Zahl und Art der zugelassenen Zuckeraustauschstoffe kann erweitert werden. Die für Zuckeraustauschstoffe bestehenden rechtlichen Beschränkungen können völlig beseitigt werden. Die Zahl der Lebensmittel, bei deren Herstellung Zuckeraustauschstoffe verwendet werden dürfen, kann vermehrt und die für manche Lebensmittel geltenden Mengenbegrenzungen können gestrichen werden.

Eine Vermehrung der zugelassenen Zuckeraustauschstoffe begegnet weder gesundheitlichen noch rechtlichen Bedenken, sofern es sich um Stoffe handelt, die gesundheitlich ebenso oder noch günstiger beurteilt werden wie die bereits zugelassenen Zuckeraustauschstoffe. Sie könnten im gleichen Umfang wie diese zugelassen werden.

Ein vollständiger Austausch von Zucker durch Zuckeraustauschstoffe ist schon aus gesundheitlichen Gründen nicht möglich. Der auf den Kopf der Bevölkerung berechnete durchschnittliche Verzehr von Zucker beträgt etwa 100 Gramm täglich. Die Süßkraft der Zuckeraustauschstoffe ist durchweg geringer als die von Zucker. Bei Sorbit ist sie etwa halb so groß, d. h. zur Erzielung der gleichen Süßungswirkung müßten etwa 200 Gramm Sorbit täglich verzehrt

werden. Die gesundheitlich vertretbare Menge an Zuckeraustauschstoffen, bei deren Verzehr noch keine Durchfallerscheinungen zu befürchten sind, beläuft sich nach der summarischen vorläufigen Stellungnahme des wissenschaftlichen Ausschusses der EG-Kommission vom 14. September 1984 aber auf nur 20 Gramm täglich. Es ist daher nicht zu verantworten, die für die Verwendung von Zuckeraustauschstoffen bestehenden rechtlichen Beschränkungen völlig zu beseitigen. An dieser Beurteilung ändert sich auch dann nichts Wesentliches, wenn man berücksichtigt, daß zwischen der Süßkraft der einzelnen Zuckeraustauschstoffe, nach der sich die benötigten Mengen richten, geringfügige Unterschiede bestehen und daß auch die laxierende Wirkung der einzelnen Zuckeraustauschstoffe etwas unterschiedlich ausgeprägt ist.

Die Mengenproblematik würde sich auch dann stellen, wenn man den Kreis der Lebensmittel erweitert, die unter Verwendung von Zuckeraustauschstoffen hergestellt werden dürfen (z. B. süße Erfrischungsgetränke) oder wenn man die für Feinbackwaren, Süßspeisen usw. geltende Mengenbegrenzung aufhebt. Auch eine Streichung des seit 1978 vorgeschriebenen Warnhinweises kann nicht ernsthaft in Betracht gezogen werden, wenn man berücksichtigt, daß schon beim Verzehr von 100 Gramm Bonbons, die Zuckeraustauschstoffe bereits heute in unbegrenzter Menge enthalten dürfen, oder durch den Verzehr einer einzigen Süßspeise die gesundheitlich vertretbare Menge erreicht bzw. überschritten werden kann. Wer wie der Diabetiker auf den Austausch von Zucker angewiesen ist und wer sich aus Furcht vor Karies auf den Verzehr mit Zuckeraustauschstoffen hergestellter Bonbons beschränkt, muß wenigstens auf die gesundheitlichen Konsequenzen hingewiesen werden, denen er sich aussetzt.

Es verbleibt die Frage, ob für Zuckeraustauschstoffe und damit hergestellte Lebensmittel mit Angaben wie „zahnschonend" usw. geworben werden darf. In der Bundesrepublik sind alle Werbeaussagen, die sich auf die Beseitigung, Linderung oder Verhütung von Krankheiten beziehen, gesetzlich verboten (§ 18 LMBG). Dieses Verbot gilt auch für inhaltlich zutreffende Werbeangaben und, von einigen Ausnahmen abgesehen, nunmehr auch für diätetische Lebensmittel (§ 3 Diätverordnung). Letzteres erklärt sich damit, daß die krankheitsbezogene Werbung in allen EG-Mitgliedstaaten durch die sogenannte Diätrichtlinie bei allen diätetischen Lebensmitteln verboten worden ist.

Die Angabe „zahnschonend" wird, anders als z. B. die Angabe „magenschonend", vom Verbraucher zwangsläufig mit der Verhütung von Karies in Verbindung gebracht. Sie fällt daher unter das gesetzliche Werbe-

verbot. Diese Auffassung wird sowohl vom Bundesministerium für Jugend, Familie und Gesundheit als
auch von den für die Lebensmittelüberwachung
zuständigen obersten Landesbehörden geteilt, die am
23. April 1985 einen entsprechenden Beschluß gefaßt
haben. Eine Auflockerung des gesetzlichen Werbever-
botes ist nicht möglich, weil die Bundesrepublik in
dieser Frage für Lebensmittel des allgemeinen Verzehrs keine weniger strengen Regelungen als für die
diätetischen Lebensmittel treffen kann, bei denen sie
durch die EG-Diätrichtlinie festgelegt ist. Abgesehen
hiervon könnte eine entwaige Gesetzesänderung
auch nicht bei den mit Zuckeraustauschstoffen hergestellten Bonbons Halt machen, sondern müßte sich
auf alle Lebensmittel erstrecken, bei denen die gleichen Voraussetzungen vorliegen (mit Zuckeraustauschstoffen oder künstlichen Süßstoffen hergestellte Getränke und sonstige Lebensmittel). Eine werb-
liche Sonderstellung der mit Zuckeraustauschstoffen
hergestellten Bonbons ist lebensmittelrechtlich nicht
zu rechtfertigen und wäre wettbewerbsrechtlich
unhaltbar.

Für eine Änderung der bestehenden Rechtsvorschriften verbleibt hiernach, wenn überhaupt, allenfalls ein
sehr schmaler Spielraum. Was geschehen könnte,
wenn die Verwendungsmöglichkeiten für Zuckeraustauschstoffe ausgedehnt würden und womöglich
auch noch der Warnhinweis gestrichen würde, läßt
sich leicht veranschaulichen. Ein gesundheitsbewuß-
ter Verbraucher, der künstliche Süßstoffe ablehnt und
Karies vermeiden möchte, verzehrt nur noch mit
Zuckeraustauschstoffen gesüßte Lebensmittel. Die
gesundheitlichen Auswirkungen bekommt er alsbald
drastisch zu spüren. Seine Betroffenheit würde in
Erbitterung umschlagen, sobald er die Ursache
erführe und ihm bekannt würde, daß die einschlägigen Rechtsvorschriften in Kenntnis der gesundheitlichen Probleme des Verzehrs von Zuckeraustauschstoffen geändert wurden. Die Presse würde den
Gesetzgeber angreifen. Die Vertreter der Zahnärzte-
schaft würden wahrheitsgemäß erklären, daß sie sich
zwar nachdrücklich für den Wegfall des Warnhinweises eingesetzt, eine über den Bereich der Süßigkeiten
hinausgehende Verwendung von Zuckeraustauschstoffen aber nicht gefordert hätten. Die Toxikologen
würden erklären, daß Zuckeraustauschstoffe toxikologisch unbedenklich seien, auf die akuten Folgen des
Verzehrs von Zuckeraustauschstoffen von ihrer Seite
aber stets hingewiesen worden sei. Der Gesetzgeber
könnte keine stichhaltigen Gründe dafür angeben,
warum er die hieraus resultierenden gesundheitlichen Bedenken mißachtet hat und warum er bei der
Gesetzesänderung über die Forderungen der Zahn-
ärzteschaft hinausgegangen ist. Er könnte ebenso-
wenig erkären, warum er die zum Schutze des Verbrauchers geschaffenen Vorschriften, die erst seit 1978
gelten, wieder aufgehoben bzw. aufgeweicht hat,

obwohl sich an der Situation seither nichts geändert
hat. Der Verbraucher würde alles dies verständnislos
zur Kenntnis nehmen und mit Recht fragen, wozu wir
eine Lebensmittelgesetzgebung haben und nach
welchen Grundsätzen sie eigentlich betrieben wird.
Dieter Gnauck

12.1 Diskussion zum Vortrag
von Herrn Gnauck

Stroetmann, Berlin:

Wenn ich das richtig verstanden habe, wenigstens
einigermaßen, was in diesem Symposium heute
gesagt wurde, dann kann man feststellen, daß kein
Streit besteht: 1. Darüber, daß Zuckeraustauschstoffe
keine kariogene Wirkung haben. 2. Es besteht kein
Streit darin, daß in der Bekämpfung der Karieserkran-
kung die Trias unverändert ist. Es besteht lediglich
eine nuancierte Betrachtung im Risiko-Nutzen-Ver-
hältnis, ob die jetzt vorhandenen und jetzt zugelassenen Zuckeraustauschstoffe in der Beziehung zu ihrer
Wirkung im gesamten Organismus des Menschen zu
tolerieren sind und stärker in die Bekämpfung der
Karies eingeführt werden müssen. Das ist eigentlich
der einzige Punkt, soweit ich das sehe, wo es unterschiedliche Meinungen gibt, und im Hinblick auf die
jetzt zugelassenen Zuckeraustauschstoffe, vornehmlich Sorbit, muß man wohl sagen, daß eine relative
hohe allgemeine gesundheitliche Gefährdung, vornehmlich bei Kindern, besteht, wenn dort erheblich
stärker von der Möglichkeit des Einsatzes dieses
Zuckeraustauschstoffes Gebrauch gemacht würde,
wo hingegen bei anderen jetzt bekannten Zuckeraustauschstoffen, die nicht oder noch nicht zugelassen
sind, offensichtlich die Toleranzgrenze beim Menschen erheblich besser zu veranschlagen wäre. Dies
müßte man nochmal sorgfältig untersuchen und in
diesem Spannungsverhältnis, das ich zuletzt nuan-
ciert unterschiedlich dargestellt habe, müßte dann
wahrscheinlich auch eine Lösung liegen, die das Bundesgesundheitsamt unter Zugrundelegung dieses
Symposiums an den Bundesminister beratend heran-
tragen könnte.

Imfeld, Zürich:

Ich möchte dem Gesagten, man würde keine neuen
Zuckeraustauschstoffe brauchen, widersprechen.
Man braucht sie aus verschiedenen Gründen. Erstens
aus technologischen Gründen, weil man nicht mit
jedem Zuckeraustauschstoff jede Süßware alternativ
herstellen kann. Zweitens, vor allem weil, was vorher
gerade angedeutet wurde, die toxikologische Belastung des einzelnen Stoffes kleiner wird. Ich habe lieber fünf verschiedene Nebenwirkungen, aber in kleiner Dosis, als nur zwei in großer Dosis.

Kröncke, Erlangen:

Hier scheint in der Zusammenfassung ein Punkt hin-
zuzufügen zu sein, soweit ich das richtig sehe, sonst
bitte ich um Widerspruch. Ich habe heute keinen

Widerspruch zu der These gehört, daß man im
wesentlichen die Zwischenmahlzeiten bei Zuckeraustauschstoffen betrachten sollte und daß es nicht in
Betracht käme, die gesamten Zucker in der Nahrung
zu ergänzen. Zuckeraustauschstoffe, speziell für Zwischenmahlzeiten, Süßwaren, nicht etwa für die gesamte Ernährung, für die Hauptmahlzeiten.

Schöch, Dortmund:

Die Aussage von Herrn Stroetmann, daß wir hier eine
weitere Problematik haben, ist richtig. Ich bin nicht
sicher, ob die Aussage richtig ist, daß mehrere Zuckeraustauschstoffe eine geringe Belastung mit sich bringen als ein Zuckeraustauschstoff in entsprechend
höherer Dosis. Das ist mir im Prinzip neu, und zwar
deshalb neu, weil wir ja nur das Problem des Durch-
falls haben. Hätten wir andere Probleme, hätten Sie
recht.

Großklaus, Berlin:

Ich kann es nur bestätigen: Aufgrund der osmotischen Aktivität verhalten sich alle Zuckeraustauschstoffe in ihrer laxierenden Wirkung additiv. Herr
Imfeld hat nur Recht, wenn er von toxikologischen
Problemen ausgeht, einer Situation, die ähnlich wäre
wie bei den Süßstoffen, die man ja auch gerne mischt.

Siebert, Würzburg:

Es ist nicht richtig, daß die Rezeptur von Süßwaren
abhängig sei von der Süßkraft des verwendeten Süß-
mittels. Würden wir uns z. B. ein Marzipan vorstellen,
das etwa 2/3 seines Gewichtes Zucker hat, dann sieht
man sofort, daß man nicht mit 135 % Zuckeraustauschstoff im Marzipan arbeiten kann. Wir müssen
im Gegenteil davon ausgehen, daß sämtliche Rezepturen schon aus Geschmacksgründen, aber auch aus
anderen technologischen Gründen, im wesentlichen
beibehalten werden. Sollte es bei der Anwendung von
Zuckeraustauschstoffen Probleme mit der Süßkraft
geben, muß, wie es seit Jahrzehnten in der Diabetiker-
diät getan wird, mit Aufsüßung gearbeitet werden.
Wir haben uns hier deswegen auf Zwischenmahlzeiten und die dabei verzehrten Süßwaren, die weit über
den Bonbonbereich hinausgehen, konzentriert, weil
es den ersten und zunächst wirksamsten Ansatzpunkt
für die Kariesverhütung liefert. Es handelt sich dabei
um die Herstellung der Süßwaren im Industrie-
geschäft; Zuckeraustauschstoffe in reiner Substanz
kämen überhaupt nicht in die Hand des Verbrauchers.

Gnauck, Bonn:

Sie plädieren also auf die Beschränkung von Zwischenmahlzeiten. Das wollte ich ja geklärt haben. Es

war aber eben die Rede davon, ob man die Ausweitung über die Zwischenmahlzeiten in Betracht ziehen sollte. Das war der Punkt meiner Ausführung.

Siebert, Würzburg:

Es hat hier niemand davon gesprochen, auch nur 50 % des Zuckerkonsums auszutauschen. Ich muß mich gegen Ihre Angabe wenden, mit den drei zugelassenen Stoffen Sorbit, Xylit, Mannit sei das kariologisch erwünschte Spektrum von Zuckeraustauschstoffen abgedeckt. Das ist nicht der Fall. Die einzelnen Zuckeraustauschstoffe unterscheiden sich schon darin, ob sie völlig nichtkariogen sind oder ob sie eine begrenzte Kariogenität, das gilt gerade für Sorbit, erkennen lassen. Obwohl ich kein Freund von Prozentualstufungen bin, liest man doch immer wieder, daß der Sorbit zwischen 25 und 35 % der Kariogenität von Saccharose bringe. Das ist aus meiner Sicht zuviel. Ich sehe auch im Mannit aus ganz anderen Gründen als der Kariologie keine großen Chancen. Wenn man fragt, wie groß denn das Spektrum zugelassener und kariologisch relevanter Zuckeraustauschstoffe sein sollte, ist dieses Spektrum dringend zu erweitern. Wir können die zahnmedizinischen Erfordernisse mit den vorhandenen drei Substanzen nicht richtig abdecken.

Balzer, Bonn:

Ein Punkt, der nach der Diskussion zu meinen Ausführungen hier vielleicht erwähnenswert ist: eine stärkere Selbstbeteiligung an den Zahnarztkosten und an der Therapie mag ordnungspolitisch erwünscht sein, von daher bin ich nicht dagegen, aber im Zusammenhang mit diesen Problemen scheint mir das als Lösungsweg doch nur von allenfalls begrenzter Wirkung zu sein. Die erheblichen Zuzahlungen, die heute beim Zahnersatz doch schon geleistet werden müssen, haben vielleicht ein bißchen motiviert, erkennbar ist es aber nicht. Es ist allerdings wohl notwendig, die Vergütungsstruktur für zahnärztliche Leistungen zu ändern. Das kann sicherlich nicht dadurch geschehen, daß man die Individualprophylaxe zu dem derzeigen Vergütungssystem dazu addiert. Das ist sicherlich nicht möglich. Man wird weitergehen müssen mit der Verschiebung der Gewichte von der Prothetik zur Konservierung und dann schließlich von da aus in die Prophylaxe. Aber ich sehe es ganz deutlich, daß die Individualprophylaxe die Breitenwirkung, die wir brauchen, auf absehbar lange Zeit nicht haben wird. Es wird nur ein begrenzter Bevölkerungskreis davon Gebrauch machen. Die künstlichen Zähne kommen ja erst 20–30 Jahre später. Das dauert ja alles viel zu lange. Was wir aber brauchen, ist von der Wirtschaft und den ein-

schlägigen Behörden, also dem Bundesministerium für Jugend, Familie und Gesundheit, dem Bundesgesundheitsamt, klare Aussagen zu dem, was Sache ist, damit wir in die Diskussion, die sich zwangsläufig ergeben wird, wie heute beim Fluorid, auch zu Zuckeraustauschstoffen, mit klaren Aussagen der dafür zuständigen Stellen hineingehen können. Das ist zwar noch nicht die ganze Lösung, aber es hilft uns wesentlich weiter; wenn dort gezweifelt wird, haben wir es sehr viel schwerer. Auf solche Lösungen gestützt, könnte die AOK zusammen mit den anderen Kassenarten, der GKV und mit den Kommunen, die Aufklärung und die Anregung auf kommunaler Ebene weiterbetreiben. Daß das geht, daß sich Gewohnheiten kommunal ändern lassen, ist erwiesen. Dazu braucht man natürlich den Einzelhandelsmitarbeiter, dazu braucht man viele Leute in einem Boot. Das ist sicherlich nicht allein die Lösung des Problems, aber es wäre ein wichtiges Element und ich möchte meinen, daß diese Zusammenkunft hier ein bißchen mehr Klarheit in der Richtung geschaffen hat. Das ist für mich ein wesentlicher Wert dieses Tages.

Eberle, Bonn:

Sind denn Berichte über Nebenwirkungen von Zuckeraustauschstoffen auch aus dem Ausland bekannt?

Großklaus, Berlin:

Ich hatte in meinem Vortrag erwähnt, daß in den Vereinigten Staaten von Ärzten zunehmend darauf hingewiesen wurde und vom Center of Disease Control Fälle in nicht geringer Zahl gesammelt worden sind, bei denen Durchfälle bei Kindern durch mit Sorbit hergestellten Süßwaren auftraten. Auch fordern die amerikanischen Ärzte besondere Kennzeichnungsvorschriften und Warnhinweise für solche Produkte. Aber vielleicht gestatten Sie mir ein kurzes Statement zur Grundsatzdiskussion, die durch den Vortrag von Herrn Gnauck ausgelöst wurde. Ich habe den Eindruck, daß wir uns im Kreise drehen. Es wäre zu schade, wenn das, was heute an Konstruktivem herausgekommen ist, hier am Schluß in einem falschen Licht erscheinen würde. Denn es sollte auch der Gesetzgeber vom Bundesgesundheitsamt dahingehend beraten werden, daß wir die Zuckeraustauschstoffe nicht als einheitliche Gruppe beurteilen können. Es kann durchaus der Tag kommen, an dem man vielleicht Sorbit für solche Produkte aufgrund der starken laxierenden Wirkung vom Markt nehmen sollte, da wir neue Zuckeraustauschstoffe zur Verfügung haben, die ideal sind, d. h. keine oder kaum Nebenwirkungen besitzen. Ich glaube, das ist ja eigentlich schon in den Vorträgen, in den einzelnen Diskussionsbeiträgen herausgekommen, und das sollte auch der Gesetzgeber umsetzen.

Siebert, Würzburg:

Ich möchte gerne bestätigen, daß sich bei Feinuntersuchungen die verschiedenen Zuckeraustauschstoffe, ob zugelassen oder nicht, darin unterscheiden, ob sie völlig nichtkariogen oder schwach kariogen sind. Die Obergrenze, die sich überhaupt im Bereich aller in Frage kommenden Substanzen bisher abzeichnet, liegt bei etwa 25–35 % des kariogenen Potentials der Saccharose. Natürlich wird man bestrebt sein, zwischen 0 und 10 % der Kariogenität von Saccharose zu bleiben. Dafür haben wir eine ganze Reihe von Substanzen, unter denen man zweckmäßigerweise wählen sollte, und dazu eine Reihe weiterer Wirkungen, die bis in die Technologie der Herstellung der Ware reichen.

Elias, Karlsruhe:

Ich habe nur ein kleines Problem. Die Bundesrepublik ist ja Mitglied der EG. Nun kenne ich zwei andere Mitgliedsländer der EG, in welchen die Palette der zugelassenen Zuckeraustauschstoffe weitaus größer ist. Wie Sie wissen, können Sie die Einfuhr von in anderen EG-Ländern zum Verkauf angebotenen Lebensmitteln hier nicht ganz verbieten. Nun frage ich mich, wie steht die Bundesrepublik eigentlich in dieser Beziehung da? Wir müssen ja zusammen in den EG-Ausschüssen darüber reden. Man kann nicht immer nein sagen, nur weil die eigene Gesetzgebung unterschiedlich ist.

Bäßler, Mainz:

Ich erhoffe mir eigentlich für die Zukunft von der Nahrungsmittelindustrie etwas mehr Fantasie, als das jetzt in einem Lollipop der ganze Zucker einfach durch Sorbit ausgetauscht wird. Da würde man von einem Unsinn in den anderen stolpern. Es gäbe durchaus die Möglichkeit, hier einen Zuckeraustauschstoff, der technologisch geeignet ist, in einer niedrigeren Dosierung, die ja unverdächtig ist, mit einem Süßstoffgemisch zu kombinieren, das wieder so kombiniert ist, daß die einzelnen Toxizitäten gering sind. Das erfordert natürlich technologische Kenntnisse und eine gewisse Palette an Stoffen, aus denen man die Auswahl hat, die richtige Mischung zu finden. Herr Gnauck, wenn hier irgend jemand von Ausweitung gesprochen hat, hat sicher kein Einziger gemeint, daß die Menge ausgeweitet werden soll oder die Freiheit der Zulassungen in allen Lebensmitteln,

sondern daß eine gewisse Palette von Zuckeraustauschstoffen, die noch zum Teil in Entwicklung sind, verfügbar ist, damit die jeweils günstigste technologische Kombination möglich wird.

Heyns, Hamburg:

Es ist doch so, Herr Siebert, daß die Beschränkung auf Süßwaren ursprünglich nicht überall Bestand war, vielleicht beim Palatinit®, aber die Malbit-Leute haben von vornherein immer wieder darauf hingewiesen, daß ihr Streuzucker genauso auf den normalen Mittagstisch oder Kaffeetisch gehört wie der normale Rübenzucker. Also, da ist schon diese Idee, eine weitere Ausbreitung auch in den normalen Hausgebrauch, letzten Endes gegeben. Zunächst einmal für den Diabetiker. Also, es ist nicht so, daß von vornherein auf diese Dinge verzichtet worden ist, sondern allenfalls unter dem Druck der Entwicklung. Man sagt erst einmal das, und dann kann man über die anderen Dinge später reden.

Gnauck, Bonn:

Nur eine kurze Bemerkung zu dem, was Herr Elias anschnitt, nämlich ob Produkte, die Zuckeraustauschstoffe anderer Art oder dergleichen enthalten, importiert werden können. Es ist so, daß nach dem EG-Recht die einzelnen Mitgliedstaaten weiterhin Narrenfreiheit haben, d. h., sie können machen was sie wollen. Die EG-Richtlinien sehen in drei Fällen ausdrücklich vor, daß nur die Art der verwendbaren Zusatzstoffe beschränkt wird, daß aber die Regelung darüber, für welche Lebensmittel die einzelnen Zusatzstoffe verwendet werden dürfen, nach wie vor Sache der einzelnen Mitgliedstaaten ist. Es gibt auch noch keine einzige Gerichtsentscheidung, die dies in Zweifel gestellt hat. Bei den Zuckeraustauschstoffen und auch bei den künstlichen Süßstoffen gibt es noch keine EG-Regelungen. Also keine Harmonisierung, aber hier spielen jedenfalls gesundheitliche Fragen eine Rolle und die werden auf jeden Fall immer respektiert, d. h. der Entscheidung der einzelnen Mitgliedstaaten durch den europäischen Gerichtshof überlassen.

Pahlke, Berlin:

Ich möchte noch eine kurze Positive Zusammenfassung machen. Ich glaube, wir gehen richtig auseinander, wenn wir feststellen, daß die Zahnhygiene, also die Mundpflege, die Fluoridprophylaxe und die sinnvolle Verwendung von Zuckeraustauschstoffen hier eine Trias bilden, wo nicht einzelne Teile gegeneinander ausgetauscht werden können und dürfen. Das sollte man, glaube ich, festhalten. Dann möchte ich noch etwas festhalten, daß hier immer wieder etwas zum Vorschein kam und wieder unterging, das ist die Frage des Aufsüßens. Das muß noch einmal im Hinblick auf die Toxizität bei Kindern überlegt werden. Dann sind wir natürlich angehalten, das deutsche Recht in soweit zu berücksichtigen, daß wissenschaftlich hinreichend gesicherte Tatsachen vorliegen müssen, ehe die Bundesrepublik einen neuen Zuckeraustauschstoff zulassen darf. Ich glaube, Herr Pölert, die Frage des § 18 LMBG, nämlich die Einschränkung der Werbung im Zusammenhang mit der Verhütung von Krankheiten, ist auch ein eigenes Symposium wert.

Hildebrandt, Berlin:

Ich möchte das zum Schluß aus gesundheitlicher Sicht ergänzen. Für mich war es wichtig, daß dem Statement nicht widersprochen wurde, daß durch entsprechende Austauschstoffe ein wesentlicher Beitrag zur Verhinderung der Karies erreicht wird. Das kann aber offensichtlich nur erreicht werden, wenn Austauschstoffe in genügender Zahl zur Verfügung stehen, die tatsächlich keine kariogene Wirkung haben. Die Toxikologie verlangt, daß Spezifikationen und Risiken untersucht werden müssen, und zwar Risiken, die sich mit gegenwärtig gebrauchten toxikologischen Prüfungen nicht erfassen lassen, was aber nicht bedeutet, daß eine Unbedenklichkeit bewiesen wäre. Neue Methoden sind deswegen zur Prüfung notwendig. In bezug auf die Risiko-Nutzen-Abwägung würde ich vielleicht einen Schritt rückwärts machen und eine Risiko-Nutzen-Abwägung überlegen und zwar zwischen dem akuten Durchfallrisiko und dem Risiko, das dadurch entstehen könnte, daß ich eine möglicherweise oder nachgewiesen sinnvolle Prophylaxe unterlasse. Insoweit wäre eine Risiko-Risiko-Abwägung notwendig. Es würde auch für uns bedeuten, daß bei der Prüfung nicht nur auf eine akute Wirkung, wie z. B. Durchfall, besonders abgestellt werden sollte, sondern daß auch die chronische Applikation unter den Bedingungen der Adaptation vermehrt untersucht werden müßte.

Autoren und Herausgeber

Bäßler, K. H., Prof. Dr., Physiolgisch-Chemisches Institut der Universität Mainz, Saarstraße 21, D-6500 Mainz.

Balzer, D., Dr., Bundesverband der Ortskrankenkassen, Kortrijker Straße 1, D-5300 Bonn 2.

Elias, P. S., Prof. Dr., Bundesforschungsanstalt für Ernährung, Engesserstraße 20, D-7500 Karlsruhe 1.

Gnauck, D., MinR, Bundesministerium für Jugend, Familie, Frauen und Gesundheit, Postfach 20 02 20, D-5300 Bonn 2.

Großklaus, D., Prof. Dr. Dr. h. c., Präsident des Bundesgesundheitsamtes, Postfach 33 00 13, D-1000 Berlin 33.

Großklaus, R., Dr., Dir. u. Prof., Max von Pettenkofer-Institut, Bundesgesundheitsamt, Postfach 33 00 13, D-1000 Berlin 33.

Hildebrandt, A. G., Prof. Dr., ehem. Leiter des Max von Pettenkofer-Institutes, Leiter des Institutes für Arzneimittel, Seestraße 10–11, D-1000 Berlin 65.

Imfeld, Th., Dr., PD, Zahnärztliches Institut der Universität Zürich, Postfach 163, CH-8028 Zürich.

Kröncke, A., Prof. Dr., Poliklinik für Zahnerhaltung und Parodontologie der Universität Erlangen, Glückstraße 11, D-8520 Erlangen.

Liebig, H., Dr., roha Arzneimittel GmbH, Postfach 33 03 40, D-2800 Bremen 33.

Pahlke, G., Dr., Dir. u. Prof., Leiter der Abteilung Ernährungsmedizin, Max von Pettenkofer-Institut, Bundesgesundheitsamt, Postfach 33 00 13, D-1000 Berlin 33.

Siebert, G., Prof. Dr., Universitätsklinik und Polikliniken für Zahn-, Mund-und Kieferkrankheiten, Pleicherwall 2, D-8700 Würzburg.

Zbinden, G., Prof. Dr., Institut für Toxikologie der Eidgenössischen Technischen Hochschule und der Universität Zürich, Schorenstraße 16, CH-8603 Schwerzenbach.